Dr. med. Bartholemeus Maris

Sexualität
Verhütung
Familienplanung

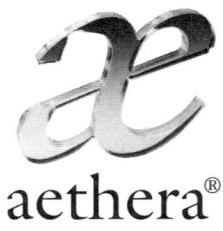

aethera®

die heilenden Kräfte im Menschen stärken,
die Bildung des eigenständigen Urteils unterstützen,
die Initiativbereitschaft von Patienten und Verbrauchern fördern.

An der Herausgabe des aethera-Programmes wirken mit:
der Verein für Anthroposophisches Heilwesen,
die Heilmittelfirma Weleda, die Gesellschaft Anthroposophischer Ärzte
und die Medizinische Sektion am Goetheanum.

Über dieses Buch: Wird über eine geeignete Methode zur Schwangerschafts-
verhütung nachgedacht, steht die Frage nach ihrer Sicherheit meist an erster
Stelle. Wer jedoch von Anfang an neben der Zuverlässigkeit auch mögliche
Auswirkungen auf Sexualität, Partnerschaft und Familienplanung in seine
Überlegungen einbeziehen möchte, findet in diesem Ratgeber eine unent-
behrliche Hilfe.

Schwangerschaftsverhütung bedeutet immer einen Kompromiss. Es gibt
keine ideale Methode. Jede ist mit einer Manipulation des menschlichen
Körpers oder aber mit einer Beeinträchtigung der Intimsphäre verbunden.
Daher werden neben einer detaillierten Anleitung zur praktischen Anwendung einzelner Verhütungsmethoden eine Vielzahl von Entscheidungshilfen
gegeben, die für die richtige Auswahl eines Verhütungsmittels in der jeweiligen Lebenssituation unverzichtbar sind.

Allen, die einen kritischen Umgang mit Verhütung und Sexualität anstreben, soll auch in schwierigen Fragen eine Hilfe geboten werden, die indivi-
duell richtige Antwort zu finden.

Der Autor: Bart Maris (geb. 1956 in Wageningen/Niederlande) war mehrere
Jahre im Gemeinschaftskrankenhaus Herdecke tätig und arbeitete über das
Notärztekomitee ›Kap Anamur‹ in Namibia und im irakischen Kurdistan.
Zur Zeit praktiziert er als Frauenarzt in Krefeld. Er ist verheiratet und hat
vier Kinder.

Dr. med. Bartholomeus Maris

Sexualität
Verhütung
Familienplanung

Methoden
Entscheidungshilfen
Vor- und Nachteile

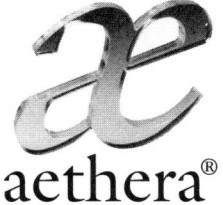

aethera®

1. Auflage 1999
aethera im Verlag Freies Geistesleben & Urachhaus GmbH
Landhausstr. 82, 70190 Stuttgart
Internet: www.aethera.de
ISBN 3-7725-5009-6
© Verlag Freies Geistesleben & Urachhaus GmbH, Stuttgart
Umschlagbild: Mauritius – Hubatka
Druck: Offizin Chr. Scheufele, Stuttgart

Inhalt

Vorwort

In unserer modernen Gesellschaft gibt es ein wachsendes Bewusstsein für einen ganzheitlichen und kritischen Umgang mit dem menschlichen Körper. Dazu gehört auch ein erweitertes Verständnis für Gesundheit, für Erkrankungen und ihre Behandlung. Eine steigende Anzahl von Menschen vertraut auf unkonventionelle Heilmethoden, die neben dem physischen Körper auch das Seelisch-Geistige im Menschen berücksichtigen.

Was aber bedeutet die Berücksichtigung des Seelisch-Geistigen im Zusammenhang mit Sexualität und Verhütung? Wie kann man sich einen kritischen und ganzheitlichen Umgang damit vorstellen?

Um dies zu beantworten, sollen neben konkreten Informationen über die Wirkung sowie über die Vor- und Nachteile der einzelnen Verhütungsmethoden auch ihre Auswirkungen auf das Verhältnis von Körper und Seele beleuchtet werden. Auf diese Weise soll so umfassend wie nötig, zugleich aber so konkret wie möglich die ganze Skala heute üblicher Verhütungsmethoden betrachtet werden, um dem modernen Menschen mit seinem berechtigten Informationsanspruch Gesichtspunkte zu vermitteln, die es ihm erleichtern sollen, sich bewusst für diese oder jene Methode zu entscheiden.

Für ihre Mithilfe beim Entstehen dieses Buchs danke ich Prof. Dr. med. Beate Schucking, Christine Loytved, Petra Sood, Nicola Fels und Manfred Christ ganz herzlich.

Januar 1999   Bartholomeus Maris

Heimlich zur Nacht

Ich habe dich gewählt
Unter allen Sternen

Und bin wach – eine lauschende Blume
Im summenden Laub.

Unsere Lippen wollen Honig bereiten,
Unsere schimmernden Nächte sind aufgeblüht.

An dem seligen Glanz deines Leibes
Zündet mein Herz seine Himmel an –

Alle meine Träume hängen an deinem Golde,
Ich habe dich gewählt unter allen Sternen.

Else Lasker-Schüler
© Suhrkamp Verlag

Einleitung

Jahrhundertelang wurde Sexualität in eine Tabusphäre verbannt. Erst moderne und zuverlässige Verhütungsmethoden konnten daran etwas ändern. Sie erlauben eine bewusste Familienplanung und einen angstfreien und unverkrampften Umgang mit der Sexualität, die zu den intensivsten Formen menschlicher Begegnung zählt.

Der Mensch kultiviert seine eigene Natur

Im Laufe seiner Entwicklung griff der Mensch immer stärker in die Natur ein. Ihre Produkte begann er nach seinen Vorstellungen und Bedürfnissen zu bearbeiten. Er kultivierte Pflanzen, veredelte Gräser zu Getreide, betrieb Viehzucht, stellte Werkzeuge her und er-

Ein Ausflug in die Geschichte

Schon in ältesten Zeiten gab es Bestrebungen, Sexualität und Fortpflanzung voneinander zu trennen. Viele Ratschläge, Methoden und Hilfsmittel von damals zur Verhütung und Familienplanung sind weit von unseren heutigen Vorstellungen entfernt, doch die Absicht war dieselbe: den Zeitpunkt der Schwangerschaft und wenn möglich auch noch das Geschlecht des Nachkömmlings selber zu bestimmen.

‹Safer Sex› und Familienplanung in der Antike und im Mittelalter

Bereits im 3. Jahrtausend vor Christus soll ein chinesischer Kaiser namens Shen Nung Empfehlungen zur Bestimmung des Geschlechts und zur Zurückhaltung der Ejakulation beim Geschlechtsverkehr gegeben haben.

Alten Rezepten können wir entnehmen, an welche Methoden sich die Hoffnung auf Unfruchtbarkeit und damit auf Geschlechtsverkehr ohne unerwünschte Folgen knüpfte: «Eine Frau, die ihren Urin in den Urin eines Wolfes mischt, wird kein Kind mehr empfangen» (alter muslimischer Ratschlag), oder: «Eine Frau, die einem Frosch dreimal in das Maul spuckt, wird nicht schwanger» (mittelalterliche Empfehlung).

Was Soranus, ein berühmter Arzt aus Ephesus, Anfang des 2. Jahrhunderts schrieb, ist mit heutigen Vorstellungen von Verhütung schon eher zu vereinbaren: «Die Frau soll in dem Augenblick des Koitus, da der Mann seinen Samen ausstößt, den Atem anhalten und ihren Körper zurückziehen, so dass der Same nicht in den Os uteri eindringen kann; dann soll sie aufstehen, eine hockende Stellung einnehmen und sich zwingen zu niesen.»

richtete sich Behausungen. Er schuf eine Kultur und unterschied sich dadurch von allen anderen Lebewesen.

Dabei machte er auch nicht vor seiner eigenen ‹Natur› Halt. Körperpflege, Kleidung, Ernährung sind ebenso Kulturerscheinungen wie Bildung, Erziehung, Moral oder Formen des Zusammenlebens. Auch das Entwickeln der eigenen Persönlichkeit durch Selbsterziehung kann man als ein Kultivieren der eigenen menschlichen Natur betrachten.

Sexualität und Fortpflanzung blieben von dieser Selbstkultivierung nicht ausgeschlossen. Der Mensch möchte sich auch in dieser Beziehung nicht den ‹Launen› der Natur ausgeliefert wissen. Er möchte sein Leben und seine Zukunft selbst gestalten. Dazu gehört bewusste Familienplanung, aber auch die Suche nach Freiheit auf sexuellem Gebiet. Sexualität ohne Fortpflanzung und Fortpflanzung ohne Sexualität ist das Ziel. Der Trend, sich von seiner Fortpflanzungsnatur zu emanzipieren, eine Verselbstständigung des Sexuallebens zu erreichen, hat sich inzwischen der raffiniertesten Techniken bemächtigt, ganze Industriezweige ins Leben gerufen und ist, wovon die Entwicklung der männlichen Potenzpille Viagra zeugt, noch lange nicht am Ziel angelangt.

Trennung von Sexualität und Fortpflanzung: ein Kulturphänomen

Die Bemühungen des Menschen, sich vom Schicksal unabhängig zu machen, gehen in zwei unterschiedliche Richtungen:

- *Verhütung* von Empfängnis und Schwangerschaft, wodurch eine sexuelle Autonomie angestrebt wird;
- *Behandlung der Unfruchtbarkeit* bei unerfülltem Kinderwunsch.

Die medizinische Forschung beschränkt sich heute jedoch längst nicht mehr darauf, Techniken zur Behandlung von Unfruchtbarkeit zu entwickeln. Die ‹Reprogenetik›, eine Kombination von Reproduktionsmedizin und Gentechnik (z.B. Klonen, Keimbahntherapie, Gentests), soll es möglich machen, Nachwuchs nach individuellen Vorstellungen zu produzieren. Im Tierversuch sind genetische Manipulationen dieser Art bereits erfolgreich durchgeführt worden. Ob es in naher Zukunft gelingen wird, Wunschkinder ‹auf Bestellung› anzufertigen, ist bei dem heutigen rasanten Fortschritt im Bereich der Gentechnik nicht unwahrscheinlich.

Das ‹maßgeschneiderte› Kind – Hoffnung oder Alptraum?

Verantwortung und Sexualität

In dem berühmten Büchlein von Antoine de Saint-Exupéry sagt der Fuchs zum kleinen Prinzen, dass er für alles, was er gezähmt habe, verantwortlich sei. Der Mensch hat die Natur gezähmt, er hat sie kultiviert und muss nun für die Folgen einstehen – auch oder gerade dann, wenn es sich um das Kultivieren seiner eigenen Natur handelt.

Sexualität ist mehr als nur eine körperliche Angelegenheit. Gerade die modernen Möglichkeiten einer sicheren Verhütung können dazu beitragen, sie zu einer intensiveren Begegnung und zu einem Dialog zwischen den Partnern werden zu lassen.

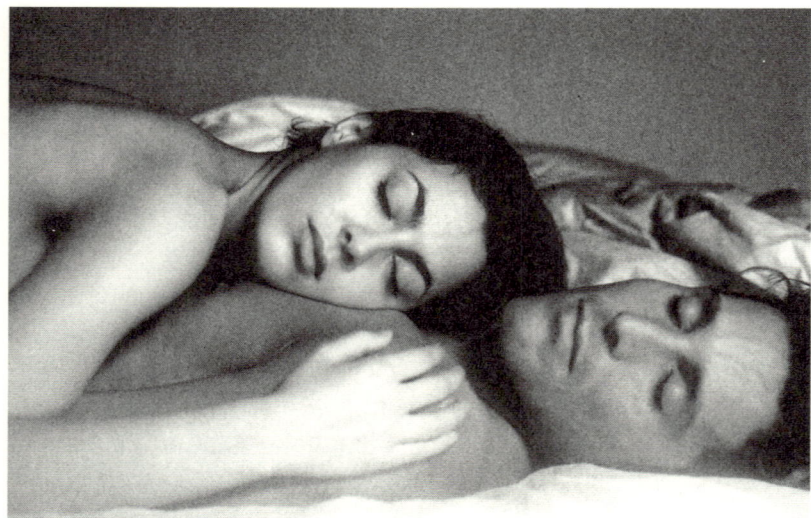

Partnerschaft bedeutet auch Verantwortung, denn gerade im Bereich der Sexualität ist durch uneingeschränkte Hingabe an den Partner die Verletzlichkeit am größten.

Freiheit bedeutet Verantwortung – mit oder ohne Verhütung

Gerade im Bereich der menschlichen Natur, in dem sich so vieles halb- oder unbewusst abspielt, ist es nicht leicht, sich zu emanzipieren, verantwortungsvoll und frei zu handeln. Dies gilt umso mehr für den Bereich Sexualität und Fortpflanzung, wo es nicht nur um einen selber geht, sondern wo stets auch ein anderer Mensch mit betroffen ist.

Ohne die Emanzipation von der Natur wäre eine Entwicklung der Menschheit nicht möglich. Der moderne Mensch kann sich der Verantwortung, die damit verbunden ist, nicht mehr entziehen. Dieser Verantwortung dem eigenen Körper, der eigenen Seele, den eigenen sexuellen Bedürfnissen, *vor allem* aber dem anderen Menschen gegenüber müssen wir gerecht werden. Wir stehen also vor einer großen Aufgabe, wenn wir die Sexualität aus seiner natürlichen Verbundenheit mit der Fortpflanzung lösen wollen.

Die Enttabuisierung der Sexualsphäre

Das Fehlen von Möglichkeiten zur Verhütung hat noch in naher Vergangenheit zu großen, kinderreichen Familien geführt, die manchmal in katastrophalen Verhältnissen leben mussten. Die Bändigung der sexuellen Natur geschah damals hauptsächlich durch zwei äußere Faktoren: durch die Angst vor einer Schwangerschaft oder vor Geschlechtskrankheiten und durch religiöse (oder besser: kirchliche) und gesellschaftliche Moralvorstellungen, die die Sexualität in eine Tabusphäre verbannten. Auf diese Weise wurde die sexuelle Begierde zum größten Teil unterdrückt und konnte kaum in eigener, individueller Verantwortung kultiviert und veredelt werden.

Angst – auch eine Form der Verhütung

Erst mit zunehmendem Wissen über den weiblichen Zyklus und seinen Zusammenhang mit der Fruchtbarkeit und mit dem Verfügbarwerden der ersten Verhütungsmittel konnte sich ein anderer, unverkrampfter Umgang mit der Sexualität durchsetzen. Vor sechzig Jahren war es in den USA noch strafbar, öffentlich über Verhütung zu reden. Erst mit der Einführung der Pille (seit 1961 in Deutschland auf dem Markt) und der gleichzeitigen Weiterentwicklung und Verbreitung anderer Methoden wurde dieses Thema salonfähig. Zum ersten Mal in der Geschichte der Menschheit gab es nun die Möglichkeit zu einer sicheren Verhütung für breite Teile der Bevölkerung.

Die sexuelle Befreiung – eine Kulturrevolution?

Nach einer langen Zeit der Dämonisierung von Sexualität, in der noch das Keuschheitsideal gepriesen wurde, konnte sich ein freier, unverkrampfter Umgang mit Sexualität ohne ‹Gewissensbisse› entfalten. Ein wichtiger Teil der menschlichen Natur, nämlich die sexuellen Bedürfnisse, musste nicht mehr unterdrückt werden und es entstand die Möglichkeit, in eigener Verantwortung sein Sexualleben ‹in Kultur› zu bringen.

Angstfreie Sexualität durch moderne Verhütungsmethoden

Das große Angebot relativ sicherer Verhütungsmittel ermöglicht uns bereits heute eine fast vollständige Trennung von Sexualität und Fortpflanzung. Dies scheint vieles zu vereinfachen und erweist sich in mancherlei Hinsicht als Segen. Zum einen wird eine unverkrampfte und angstfreie Entwicklung der Sexualität junger Menschen ermöglicht, vor allem aber wurde die Frau von der Belastung und Fremdbestimmung befreit, wie sie eine ungewollte Schwangerschaft nach sich zieht. Durch relativ unkomplizierte und verlässliche Verhütungsmethoden haben ihre Entfaltungsmöglichkeiten auf sexuellem Gebiet enorm zugenommen.

Vorteile moderner Verhütung – womit werden sie erkauft?

Doch womit werden diese Vorteile erkauft? Stellte diese ursprüngliche Verbundenheit von Sexualität und Fortpflanzung nicht auch einen gewissen Schutz vor einem einseitigen, riskanten oder gar verantwortungslosen Verhalten dar?

Solange mit jedem Geschlechtsverkehr eine Schwangerschaft eintreten kann, sind der sexuellen Entfaltung enge Grenzen gesetzt. Wenn Sexualität ‹freigegeben› wird, stellen wir uns in ein neues und selbst geschaffenes Verantwortungsfeld hinein.

Ein verantwortungsvoller und freier Umgang mit Verhütungsmethoden und Sexualität erfordert zweierlei Überlegungen:

- Welchen Einfluss haben unterschiedliche Verhütungsmethoden auf den menschlichen Organismus?
- Was geschieht bei einer angstfreien Sexualität mit mir selber, mit meinem Partner und mit unserer Beziehung?

Sexuelle Freiheit – eine Illusion?

Durch eine ‹Befreiung der Sexualität› ist vieles Angst-freier geworden in der Beziehung zwischen Mann und Frau. Aber es ist nicht selbstverständlich, dass jede Frau (oder auch der Mann), die sich

z.B. durch die Einnahme der Pille von den monatlich wiederkehrenden Ängsten befreit hat, sich auch wirklich freier fühlt.

Betrachtet sie (oder er) sich dank einer sicheren Verhütung den
eigenen sexuellen Bedürfnissen und Träumen, dem Körper oder
dem Partner gegenüber als frei? Macht die Verhütung die Sexualität wirklich freier oder nur Angst-freier? Was in der Sexualität wird
durch die Verhütung freier?

All dies sind offene Fragen, die als Denkanstoß verstanden werden sollen und vielleicht aus eigener Erfahrung heraus beantwortet werden können.

Ein Moment zum Nachdenken ...

Eine sexuelle Begegnung zwischen zwei Menschen kann eine
höchst intensive Form der Begegnung sein. Die körperliche
Vereinigung, die das Gefühl des Getrenntseins zu überwinden
vermag, kann bis auf eine spirituelle Ebene hinaufreichen.
Und auch die ‹Früchte› einer solchen Vereinigung können sowohl körperlich wie auch seelisch und geistig sein.

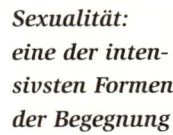

*Sexualität:
eine der inten-
sivsten Formen
der Begegnung*

Andererseits können Menschen sich selbst oder gegenseitig
manipulieren, ausbeuten oder sogar vernichten, indem sie sich
im Strom ihrer sexuellen Begierden treiben lassen. Sie erleben
dabei nicht mehr den anderen, sondern nur noch sich selbst
auf Kosten des anderen.

Sexualität ist nicht nur einer der menschlichen Naturtriebe,
sie ist gleichzeitig ein Dialog, eine Begegnung, ein Wahrnehmen.

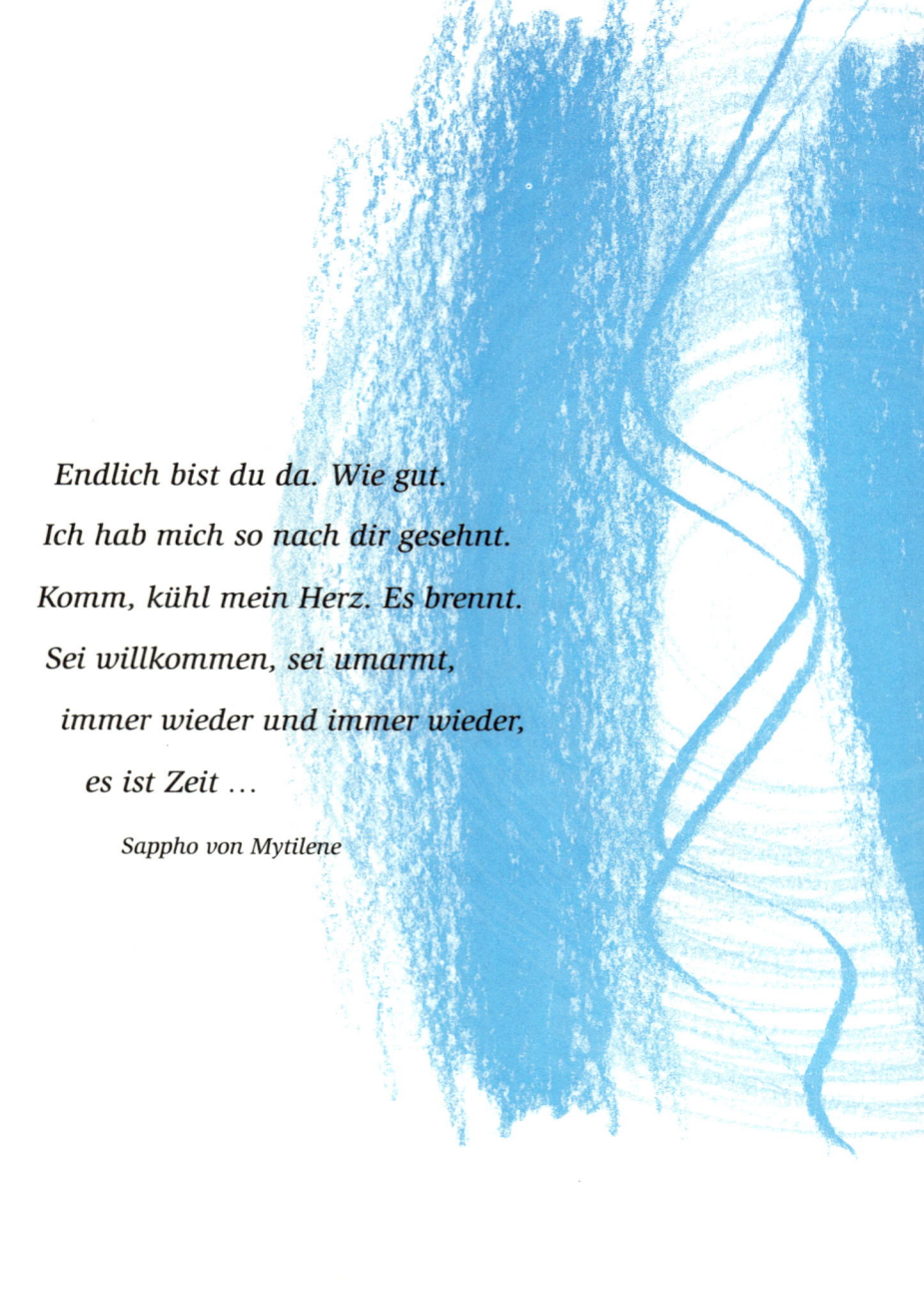

Endlich bist du da. Wie gut.

Ich hab mich so nach dir gesehnt.

Komm, kühl mein Herz. Es brennt.

Sei willkommen, sei umarmt,

  immer wieder und immer wieder,

  es ist Zeit …

Sappho von Mytilene

Geschlechtlichkeit und Fortpflanzung

Um neues menschliches Leben hervorzubringen, hat die Natur etwas Ungewöhnliches und Bemerkenswertes geschaffen: das männliche und das weibliche Geschlecht. Die schon in Gestalt und Anordnung der Geschlechtsorgane sichtbare Gegensätzlichkeit wird in der Vereinigung von Mann und Frau aufgehoben und findet darin ihren höheren Sinn. Insbesondere bei der Frau ist Fruchtbarkeit ein Phänomen, das sich nicht nur im Falle einer Schwangerschaft bemerkbar macht. Der weibliche Zyklus hinterlässt deutliche Spuren in ihrem täglichen Leben, beeinflusst ihre Stimmung und erfordert regelmäßige Aufmerksamkeit. Meist ist es auch die Frau, die die Last der Verhütung trägt. Daher soll sich bei der Betrachtung der Geschlechtsorgane und des Vorgangs der Befruchtung das Hauptaugenmerk auf ihre besondere Situation richten.

Die Geschlechtsorgane und ihre Funktion

Der Geschlechtsakt zwischen Mann und Frau und die darauf folgende Befruchtung der Eizelle durch eine Samenzelle ist Voraussetzung für die menschliche Fortpflanzung. So war es zumindest bisher! Ersteres ist durch die Möglichkeit der Retortenbefruchtung bereits nicht mehr notwendig, und seitdem die ersten Säugetiere geklont wurden, scheint auch die Selbstverständlichkeit der zweigeschlechtlichen Fortpflanzung in Frage gestellt.

Sinn und Vorteil der zweigeschlechtlichen Fortpflanzung

Es gibt viele Pflanzen, die sich ausschließlich vegetativ, z.B. mittels Ableger fortpflanzen. Warum bleibt es in der Evolution nicht bei der einfacheren vegetativen Vermehrung, bei der sich ein Teil der wachsenden Körpersubstanz vom Ursprungsorganismus ablöst und ein Eigenleben führt? Was könnte der Vorteil oder der

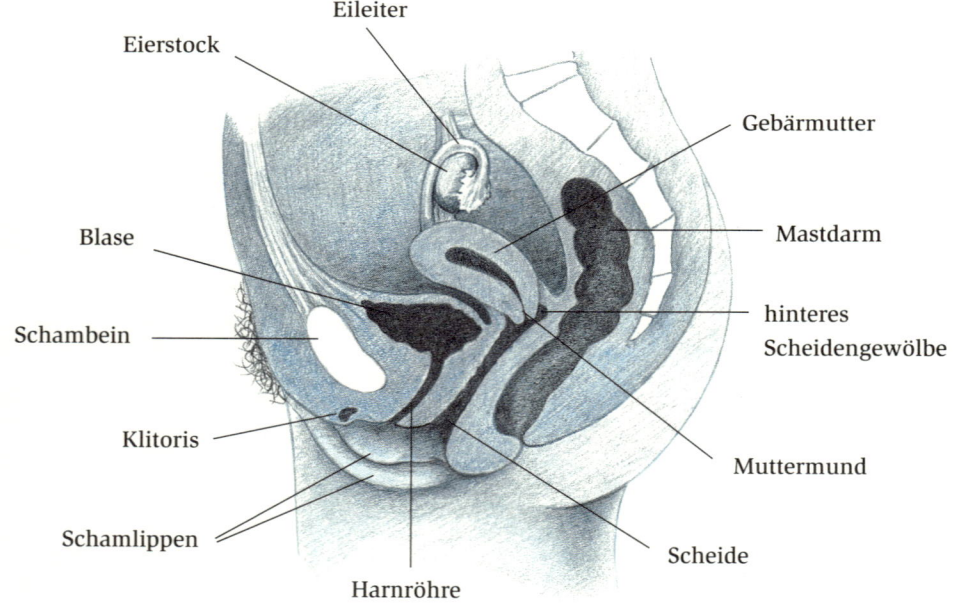

Eileiter

Eierstock

Gebärmutter

Blase

Mastdarm

Schambein

hinteres Scheidengewölbe

Klitoris

Muttermund

Schamlippen

Scheide

Harnröhre

Sinn der viel komplizierteren und umständlicheren geschlechtlichen Fortpflanzung sein, die den mühsamen Umweg über die Polarität der zwei Geschlechter und deren Überwindung machen muss?

Eine Antwort darauf, warum die Natur diesen Aufwand betreibt, liegt darin, dass die zweigeschlechtliche Fortpflanzung als eine Voraussetzung für die genetische Einmaligkeit, für eine Neukomposition und damit für die Individualisierung verstanden werden kann. Klonen ist vergleichbar mit der vegetativen Fortpflanzung – wie beim Ableger. Die genetische Einmaligkeit wird damit aufgegeben.

Der Klon gleicht einem Ableger

Die Voraussetzung für diese Einmaligkeit und Individualisierung ist die Entwicklung der Polarität zwischen Frau und Mann sowie die Überbrückung dieser Polarität in der Sexualität.

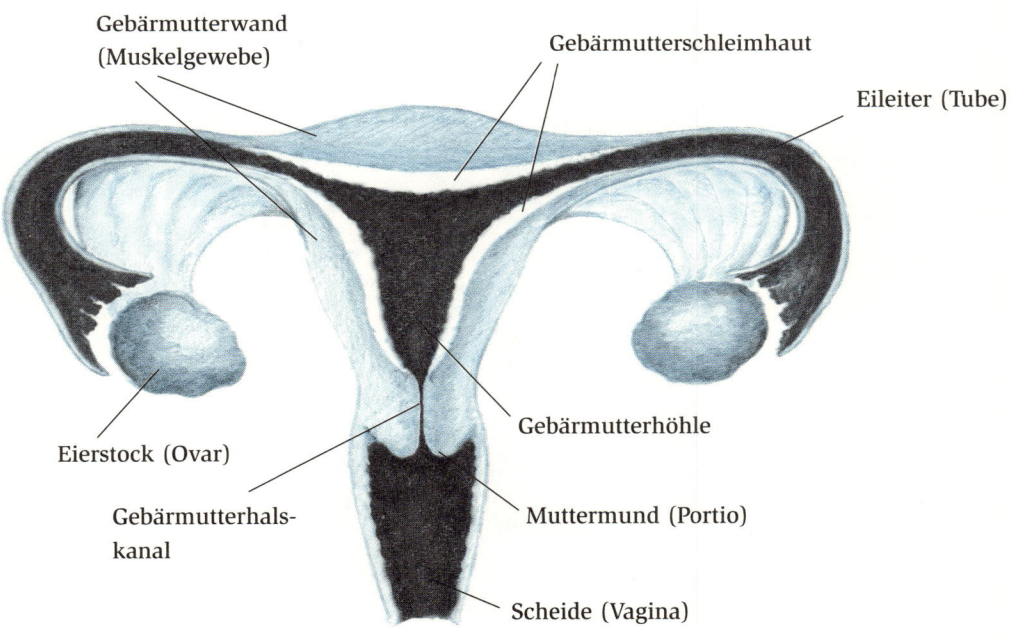

Gebärmutterwand
(Muskelgewebe)

Gebärmutterschleimhaut

Eileiter (Tube)

Eierstock (Ovar)

Gebärmutterhöhle

Gebärmutterhals-
kanal

Muttermund (Portio)

Scheide (Vagina)

Männliche und weibliche Geschlechtsorgane: gemeinsamer Ursprung trotz Gegensätzlichkeit

Sowohl die Anatomie als auch die Funktion der Geschlechtsorgane von Frau und Mann bilden sehr extreme Gegensätze, obwohl sie embryologisch den gleichen Ursprung haben und sich erst ab der vierten Schwangerschaftswoche differenzieren. Während die weiblichen Organe im Leibesinnern verborgen und geschützt sind, sind die männlichen ausgelagert, sichtbar und ungeschützt. Was sich bei der Frau zu einer Umhüllung, einem Innenraum entwickelt hat (Scheide und Gebärmutter), ist beim Mann das penetrierende Glied. Die männlichen Hoden bedürfen einer etwas kühleren Umgebungstemperatur; die Eierstöcke sind im warmen Bauchraum am besten aufgehoben.

Auch die Funktion der Hoden steht im Gegensatz zu der der Eierstöcke: Ein Mann kann von der Pubertät bis an sein Lebensen-

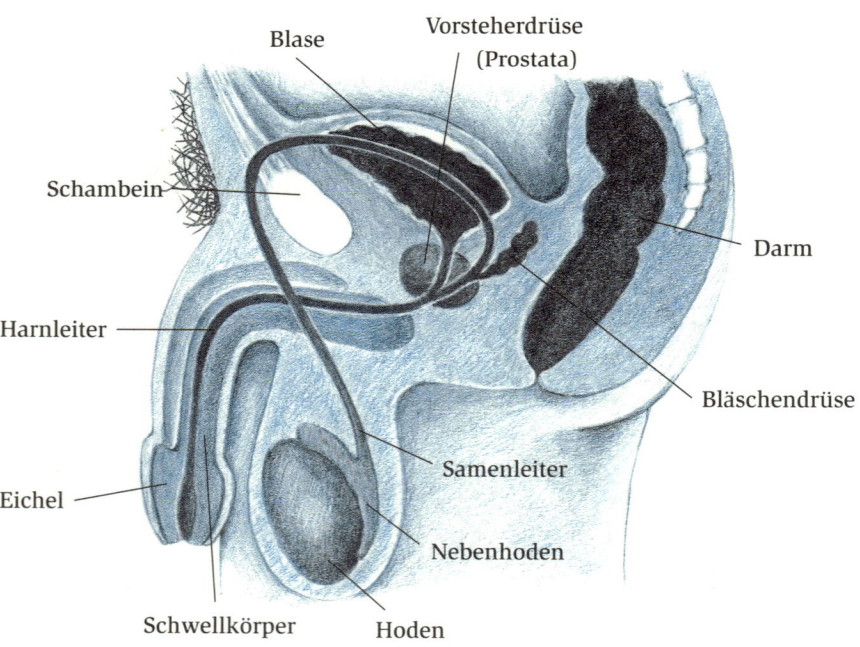

de eine unbeschränkte Menge an Samenzellen produzieren, pro Tag einige Millionen. Die Zahl der weiblichen Eizellen ist dagegen von Anfang an beschränkt und festgelegt. Alle Eizellen werden schon in der Embryonalzeit in einem Vorstadium angelegt; danach können keine neuen mehr hinzukommen. Mehr als 300 bis 350 reife Eizellen kann eine Frau in ihrem Leben nicht abgeben. Wenn die Wechseljahre beginnen, sind die Eizellen ‹aufgebraucht›. Samenzellen können kontinuierlich jeden Tag gebildet werden, Eizellen dagegen nur einmal im Monat in einem deutlichen Rhythmus.

Auch auf Zellebene besteht eine solche Polarität: Die Eizelle tritt alleine auf, ist sehr groß, rund, wässerig, unbeweglich und lebt nur drei bis sechs Stunden. Die Samenzellen treten dagegen in großer Zahl auf, sie sind klein, stark geformt und gegliedert (Kopf und Schwanz), beweglich und können drei bis sechs Tage lang überleben (siehe Abb. S. 26). *Selbst auf Zellebene zeigt sich die Polarität von Mann und Frau*

Die Einseitigkeit beider Geschlechter auf körperlicher, vielleicht aber auch auf seelischer Ebene kann als Anlass für das Verlangen nach Vereinigung verstanden werden. In der Vereinigung erhält die Einseitigkeit ihre Bedeutung und Erfüllung und wird gleichzeitig aufgehoben. Die fruchtbare Spannung und schließlich die Verschmelzung der Gegensätze ist die Voraussetzung für die Fortpflanzung. *Die Einseitigkeit der Geschlechter – Ursache für das Verlangen nach Vereinigung?*

Wer versucht, die Sprache des Körperbaus, seine Gestalt und Funktion zu verstehen, kommt dem Geheimnis der Geschlechtlichkeit und der Sexualität gewiss näher.

Die Befruchtung

Nach dem Geschlechtsverkehr, der Überbrückung der Gegensätzlichkeit von Frau und Mann im Geschlechtsakt, kann (gewollt oder ungewollt) eine Befruchtung eintreten.

Die Befruchtung steht am Anfang der Embryonalentwicklung.

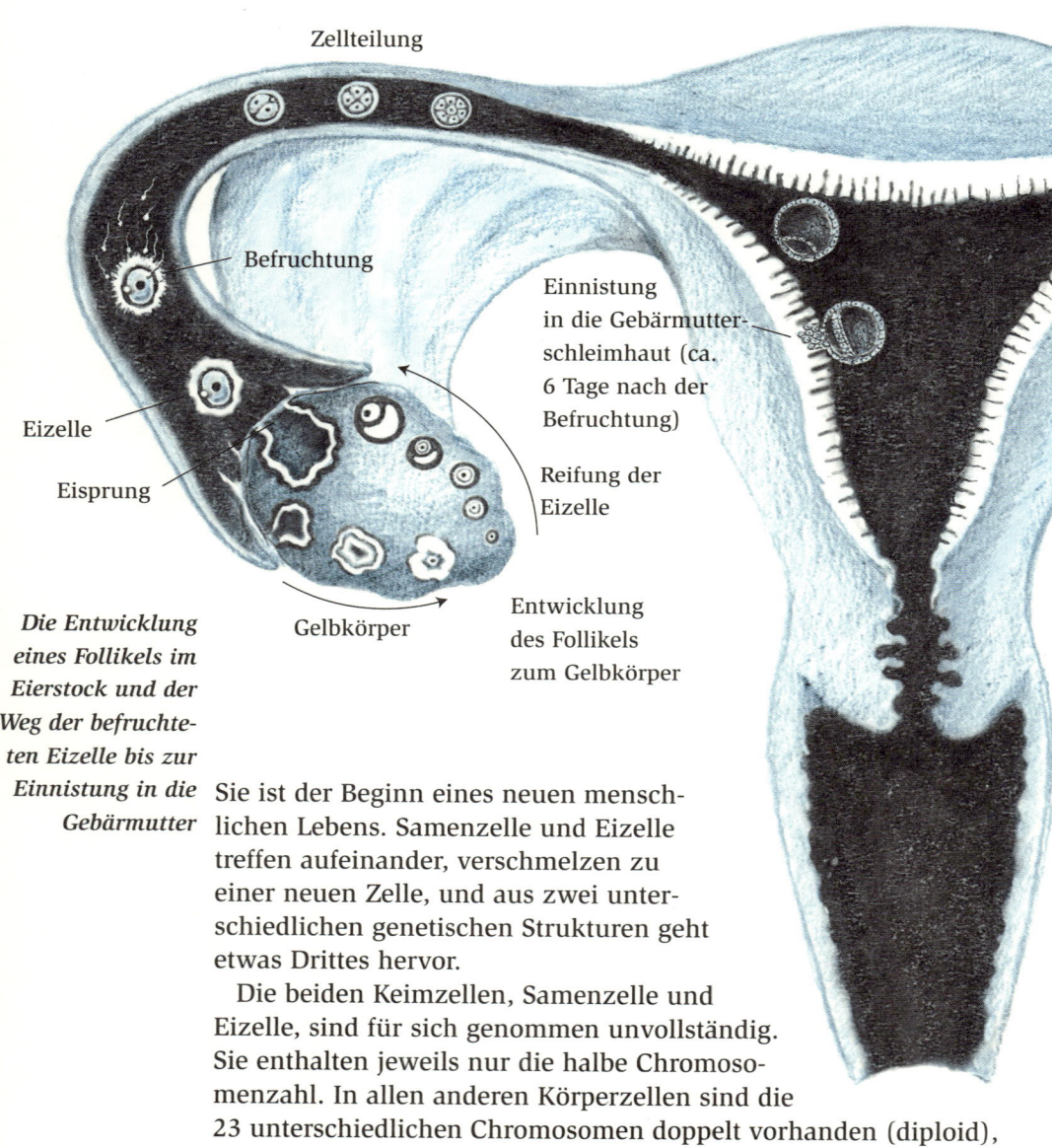

Zellteilung

Befruchtung

Einnistung
in die Gebärmutter-
schleimhaut (ca.
6 Tage nach der
Befruchtung)

Eizelle

Reifung der
Eizelle

Eisprung

Gelbkörper

Entwicklung
des Follikels
zum Gelbkörper

*Die Entwicklung
eines Follikels im
Eierstock und der
Weg der befruchte-
ten Eizelle bis zur
Einnistung in die
Gebärmutter*

Sie ist der Beginn eines neuen menschlichen Lebens. Samenzelle und Eizelle
treffen aufeinander, verschmelzen zu
einer neuen Zelle, und aus zwei unterschiedlichen genetischen Strukturen geht
etwas Drittes hervor.

Die beiden Keimzellen, Samenzelle und
Eizelle, sind für sich genommen unvollständig.
Sie enthalten jeweils nur die halbe Chromoso-
menzahl. In allen anderen Körperzellen sind die
23 unterschiedlichen Chromosomen doppelt vorhanden (diploid),

in den Keimzellen nur einmal (haploid). Wenn ein Eisprung stattfindet und Spermien bereits am Ende des Eileiters beim Eierstock ‹warten› oder wenn kurz nach dem Eisprung Spermien dorthin gelangen, bewegen sie sich alle auf die vergleichsweise große Eizelle zu, die sich nicht selbstständig bewegen kann (siehe Abb. S. 24). Wenn drei bis sechs Stunden nach dem Eisprung keine Befruchtung stattfindet, stirbt die Eizelle ab und löst sich auf. Samenzellen haben eine viel größere Ausdauer; sie können drei bis sechs Tage auf eine Eizelle warten, bevor sie zugrunde gehen.

Von den vielen Millionen Spermien, die beim Geschlechtsverkehr in die Scheide gelangen, erreichen nur einige Hunderte den Ort der Befruchtung. Treffen sie zum rechten Zeitpunkt ein, versuchen sie alle gleichzeitig in die Eizelle einzudringen. Nur einer von ihnen wird dies gelingen, denn sobald sie eingedrungen ist, ändert sich die Struktur der Zellwand und die anderen haben keine Chance mehr. *Nur eine unter Millionen erreicht das Ziel*

Es ist ein äußerst bemerkenswerter und einmaliger Vorgang, dass eine Zelle aktiv in eine andere eindringt, die von unterschiedlicher Herkunft ist und eine andere genetische Struktur besitzt. Außer bei der Befruchtung vollzieht sich nirgendwo eine solche Verschmelzung.

Nach dem Eindringen erfolgt die Neuordnung der nun wieder 46 Chromosomen. Damit ist eine neue genetische Struktur entstanden. Die ersten Zellteilungen vollziehen sich, während sich der kleine ‹Embryo› im Eileiter langsam in Richtung Gebärmutter bewegt, die er nach ca. sechs Tagen erreicht. Nach dieser Zeit ist es bereits mehr als nur ein Zellklümpchen. Eine erste Differenzierung hat schon stattgefunden. In diesem Stadium erfolgt die Einnistung in die Gebärmutterschleimhaut. Dies geschieht ca. 6 Tage nach dem Eisprung, also noch vor der erwarteten Regelblutung. Die werdende Mutter ahnt zu diesem Zeitpunkt meist noch nichts von der beginnenden Schwangerschaft. *Die ersten Stufen der Embryonalentwicklung*

Selbst wenn die genetische Struktur der Mutter und des Vaters bekannt wäre, die genaue genetische Anlage des Nachkömmlings bleibt immer unvorhersehbar. Während der Keimzellbildung und

*Eizelle, umringt
von Spermien,
die in sie einzu-
dringen versuchen*

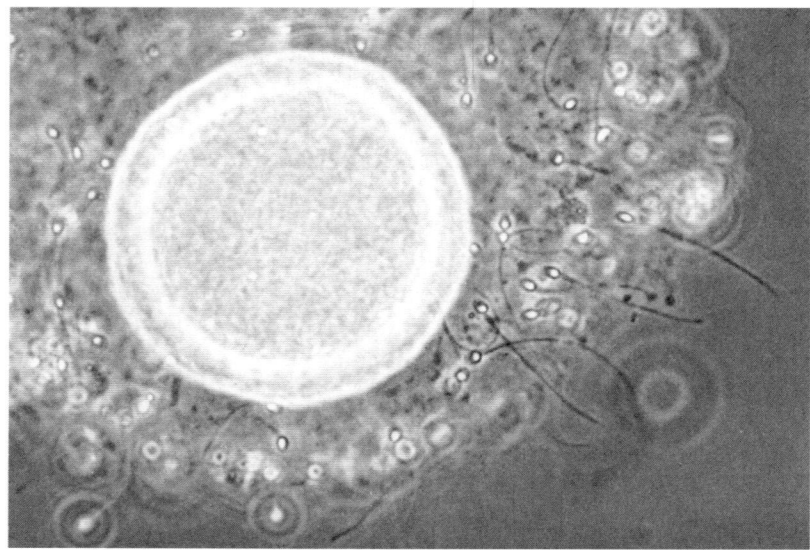

*Der Weg durch
das ‹genetische
Chaos›* Verschmelzung gibt es sogenannte Chaosmomente, die eine Vorhersage über das ‹genetische Ergebnis› unmöglich machen. Diese Unberechenbarkeit und Unvorhersagbarkeit, die für manchen Reprogenetiker ärgerlich sein mag, bietet der Seele, die sich inkarnieren möchte, eine gewisse ‹Gestaltungsmöglichkeit›. Sie bekommt die Chance, selber in die Bildung einer geeigneten Leibesgrundlage einzugreifen. Vor diesem Hintergrund lohnt es sich, noch einmal über das Klonen nachzudenken, bei dem diese Unvorhersagbarkeit nicht mehr gegeben ist. Der Nachkömmling hat bei dieser Form der Fortpflanzung genetisch genau die gleiche Struktur wie sein ‹Ursprungsorganismus›. Deshalb ist ein Klon mit dem Ableger einer Pflanze vergleichbar. (Mehr zum Thema ‹Klonen› in: *Die Schöpfung verbessern?*, hrsg. von Bart Maris, Stuttgart 1997)

Der weibliche Zyklus

Während der Menstruation geschieht etwas Einmaliges, das nirgendwo sonst im menschlichen Körper stattfindet: Blut tritt ohne Verletzung oder Krankheit spontan aus dem Körper, und zwar immer wieder, Monat für Monat.

Das Blut kann man auch als ein Organ betrachten, zwar nicht mit einer eigenen Form, wohl aber mit einer spezifischen Funktion und einer höchst individuellen Prägung (Blutgruppe). Es ist das Organ, das alles im Körper miteinander verbindet: Es verbindet Kopf und Beine, es verteilt die Wärme im Körper sowie die Nahrung und den eingeatmeten Sauerstoff, es strömt und pulsiert, es wechselt die Farbe, wenn es von den Schlagadern durch die Haargefäße in die Venen kommt, und es gibt der Haut ihre Farbe. Dieses Blut wird jeden Monat ausgeschieden, geopfert, und ein neuer Zyklus beginnt. *Das Blut als Organ*

Der weibliche Zyklus, der ca. 28 Tage dauert, lässt sich auf verschiedenen Ebenen beschreiben. Diese Ebenen hängen natürlich eng miteinander zusammen, aber werden der Übersicht halber hier zunächst einzeln dargestellt:

Die körperlich-physiologische Ebene

In der *ersten Zyklushälfte* wächst in einem der beiden Eierstöcke ein Eibläschen, bis daraus eine runde Follikelzyste geworden ist, in deren Innerem eine reife Eizelle enthalten ist. In diesem Zeitraum produzieren die Eierstöcke reichlich Östrogen, ein Hormon, das primär mit Aufbauprozessen in Verbindung gebracht wird. In der Gebärmutter wächst die Gebärmutterschleimhaut zu einer dicken, relativ unstrukturierten Schicht heran. Die Scheidenschleimhaut ist in dieser Phase gut durchblutet und vital. *Erste Zyklushälfte: Aufbau und Vitalität*

Einen Tag vor dem Eisprung findet ein kurzer, aber starker Anstieg der Hormone LH (luteinisierendes bzw. Gelbkörperreifungshormon) und FSH (follikelstimulierendes Hormon) statt. Diese werden von der Hypophyse (Hirnanhangsdrüse) freigesetzt. Ty- *Der Eisprung* pisch für diesen Tag und auch für den folgenden Tag des Eisprungs (Ovulation) ist die Veränderung des Schleims am Gebärmuttermund. Er wird wässerig-durchsichtig und spinnbar. Durch diesen Schleim können die Samenzellen (Spermien) nun gut hindurchgelangen. Die freigekommene Eizelle, die ihre Hülle nun verlassen hat, bleibt in der Nähe des Eierstocks (sie kann sich nicht fortbewegen), und wenn sie nicht innerhalb von drei bis sechs Stunden befruchtet wird, stirbt sie ab und löst sich auf.

Zweite Zyklushälfte: Umgestaltung

Die leere Hülle des Eibläschens bildet sich nun um und wird zum Gelbkörper, in dem Progesteron, das Gelbkörperhormon, produziert wird. Damit erfolgt der Übergang in die *zweite Zyklushälfte*. In ihr überwiegt die Wirkung dieses Gelbkörperhormons gegenüber der des Östrogens. Das Gelbkörperhormon sorgt u.a. dafür, dass die Gebärmutterschleimhaut umstrukturiert, differenziert und besser durchblutet wird. Damit ist sie auf eine Einnistung vorbereitet. Die Produktion des Muttermundschleims nimmt wieder ab, er wird milchig-trüb, manchmal zäh oder sogar flockig und ist nun undurchlässig für Samenzellen. In dieser Zyklusphase ist die allgemeine Körpertemperatur um ca. 0,5 Grad höher als in der ersten Phase. Auch die Brust kann sich bei manchen Frauen verändern. Sie wird dann etwas größer, es kann ein schmerzhaftes Spannungsgefühl entstehen und sie bekommt eine unregelmäßige Struktur beim Abtasten.

Prämenstruelles Syndrom

Weitere Beeinträchtigungen des allgemeinen Befindens (meist gegen Ende des Zyklus) sind möglich. Dazu gehören ein Anschwellen der Beine und des Bauches, die Neigung zur Verstopfung und eine unreinere Haut. Meist kommen seelische Beschwerden hinzu (u.a. Reizbarkeit, Bedürfnis nach Ruhe und Alleinsein). Dieses als ‹prämenstruelles Syndrom› (PMS) bezeichnete Leiden, das die letzten drei bis acht Tage vor Beginn der Blutung prägen kann, ist für manche Frauen sehr belastend und in vielen Fällen behandlungsbedürftig.

Kurz vor der Menstruation sinkt die Temperatur sowie der Progesteronspiegel wieder. Die Durchblutung der aufgebauten (und für eine Schwangerschaft nicht in Anspruch genommenen) Gebärmutterschleimhaut nimmt ab. Diese löst sich dann blutig von der Gebärmutterwand und wird ausgeschieden oder krampfartig ausgestoßen. Die Blutung kann zwei bis acht Tage anhalten, sie ist aber meist nur in den ersten Tagen relativ stark.

Die Beschwerden des prämenstruellen Syndroms wie auch eine schmerzhafte oder übermäßig starke Menstruation können u.a. mit der Pille behandelt werden. Aber auch mit Hilfe von pflanzlichen Mitteln kann eine Linderung erreicht werden.

Die seelische Ebene

Die erste Hälfte des Zyklus zwischen Menstruation und Eisprung ist seelisch von großem Lebensmut, Weltoffenheit und Freude am Leben geprägt. Die Seele wird von einer gewissen Leichtigkeit erfüllt. Man kann dies mit der Phase des zunehmenden Mondes in Verbindung bringen.

Erste Hälfte des Zyklus: Leichtigkeit und Weltoffenheit

Dann folgt der Eisprung, der von vielen Frauen wahrgenommen wird – manchmal als (leiser bis starker) Schmerz (Mittelschmerz), manchmal als deutliche Stimmungsveränderung, die durch ein Entspanntsein und durch Empfänglichkeit für Zuwendung geprägt ist.

Während der zweiten Hälfte des Zyklus, zwischen Eisprung und Menstruation, steht ein reflektierendes Sich-Zurückziehen im Vordergrund, ein Bedürfnis nach Ruhe und geringerer Aktivität. Aus dieser Stimmung kann auch eine Neigung zur Konfrontation hervorgehen; Reizbarkeit und Aggressivität nehmen zu. Die Schwere der leiblichen Existenz wird manchmal deutlich bis schmerzhaft empfunden. Diese Phase könnte man mit dem abnehmenden Mond in Beziehung setzen. Sie endet in der Menstruation, wo die Schwere der Leiblichkeit und das Bedürfnis nach Ruhe, Geborgenheit und Wärme sich nochmals steigert.

Zweite Hälfte: zurückgezogen und nachdenklich

Dieser rhythmische Verlauf von Vitalität und Weltoffenheit einerseits und Umgestaltung, Verarbeitung und Verinnerlichung andererseits ist nicht nur eine Voraussetzung für die körperliche Fruchtbarkeit, sondern möglicherweise auch für die Fruchtbarkeit der weiblichen Kreativität aufzufassen. Auch Ideen müssen aufgenommen werden (Offenheit nach außen) und reifen können (Verinnerlichung), bevor sie fruchtbar und wirksam werden.

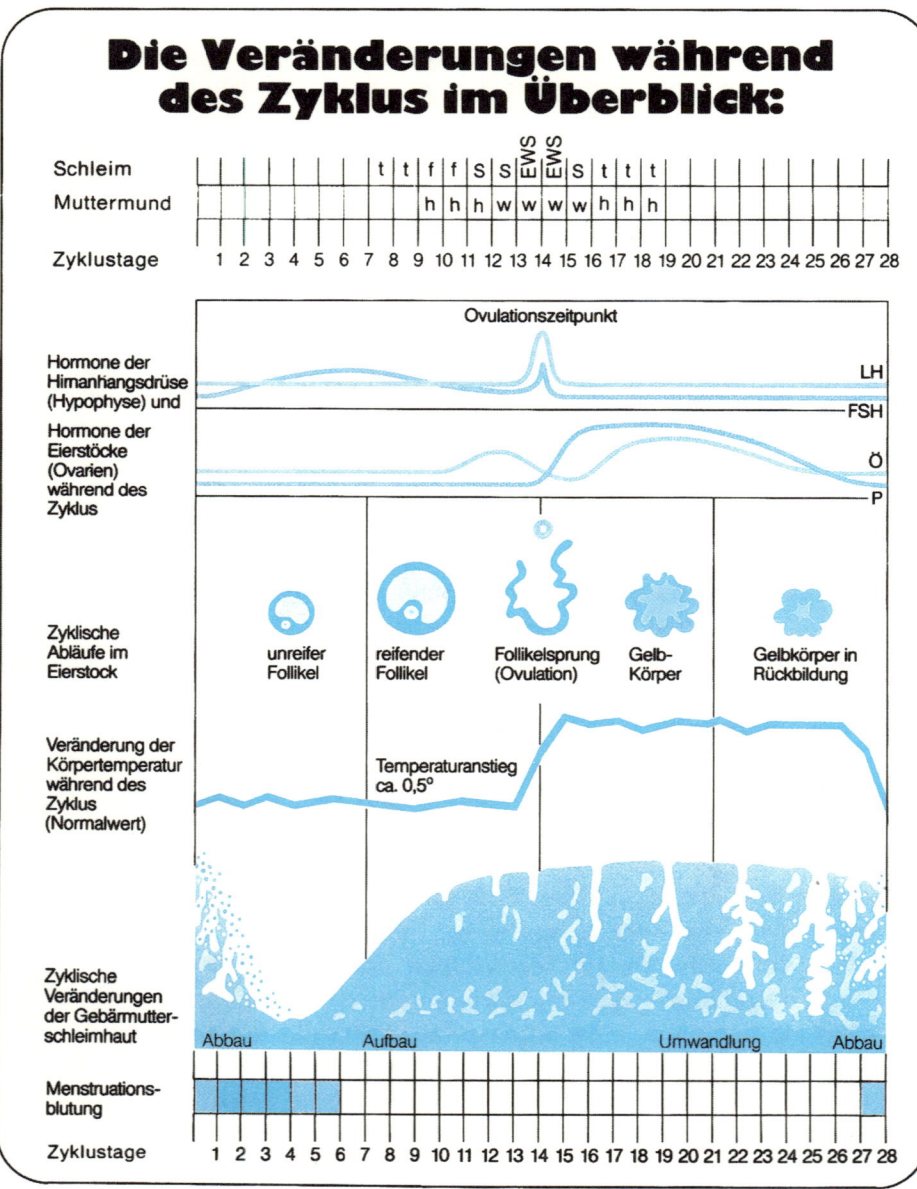

Die Veränderungen während des Zyklus im Überblick:

Die Veränderungen während des weiblichen Zyklus im Überblick (Schleim: t = trocken; f = feucht; s = spinnbar; EWS = Eiweißschleim. Muttermund: h = hart; w = weich. Hormone: Ö = Östrogen; P = Progesteron)

Das Zusammenspiel zwischen Körper, Seele und Geist ändert sich im Laufe des Zyklus. Bei einer eher lockeren Verbindung zum Körper sind Seele und Geist freier und nach außen gewandt; der Körper fühlt sich wenig von Seele und Geist ‹bedrängt›. Bei einer engeren Verbindung werden körperliche Prozesse mehr von Seele und Geist geprägt. Die etwas höhere Körpertemperatur in der zweiten Zyklusphase kann man als Ausdruck dieser engeren Verbindung ansehen. Die Aufmerksamkeit liegt dabei mehr auf der Pflege des inneren Lebens, aber es kann auch so weit gehen, dass die Schwere des Körpers (zu) stark empfunden wird (prämenstruelles Syndrom).

Veränderungen im Zusammenspiel von Körper, Seele und Geist während des Zyklus

Während des Zyklus wechselt das Verhältnis zwischen Körper und Seele/Geist in dem Sinne, dass in der ersten Hälfte eine eher lockere Verbindung besteht. Die Seele kann sich frei und nach außen hin entfalten, während im Körper Aufbauprozesse (Gebärmutterschleimhaut) und Wachstumsprozesse (Eibläschen) stattfinden.

In der zweiten Hälfte tauchen Seele und Geist etwas tiefer in die

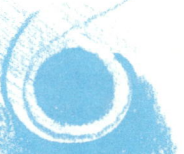

Ein Moment zum Nachdenken ...

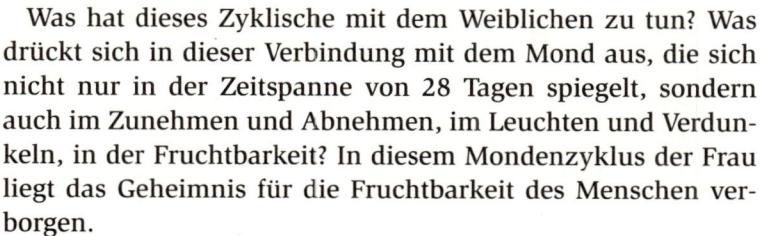

Der rhythmisch-zyklische Charakter im Leben einer Frau zwischen der Pubertät und dem Klimakterium (Wechseljahre) gehört zum Mysterium des Weiblichen. Nirgendwo wird deutlicher sichtbar, wie eng die Seele mit dem Körperlichen zusammenhängt, als beim Zyklus, der sowohl seine seelische wie seine leibliche Seite hat.

Was hat dieses Zyklische mit dem Weiblichen zu tun? Was drückt sich in dieser Verbindung mit dem Mond aus, die sich nicht nur in der Zeitspanne von 28 Tagen spiegelt, sondern auch im Zunehmen und Abnehmen, im Leuchten und Verdunkeln, in der Fruchtbarkeit? In diesem Mondenzyklus der Frau liegt das Geheimnis für die Fruchtbarkeit des Menschen verborgen.

körperlichen Lebensprozesse ein. Das bloße Wachstum verwandelt sich in Strukturierung, der Körper wird stärker gespürt und die Seele hat ein Bedürfnis nach Ruhe und Reflexion. Geht diese Verbindung nicht in eine Schwangerschaft über, kann sie nicht länger erhalten werden und eine Blutung tritt ein.

Zwei bedeutsame Merkmale des Zyklus sind der *flexible Rhythmus* und die beiden *entgegengesetzten Zyklusphasen*. Das Durchlaufen der Zyklusphasen gleicht einer Atembewegung, was ein In-sich-Hineingehen und ein Aus-sich-Herausgehen bedeutet. Viele Rhythmen in der Natur laufen in zwei Phasen ab, die in ihrer Qualität entgegengesetzt sind, wie z.B. Systole und Diastole beim Herzschlag, Antipathie und Sympathie in der Seele, Ebbe und Flut, Wachen und Schlafen, Sommer und Winter. Es ist wie ein Naturgesetz, dass dieser segensreiche Rhythmus sowohl ein Merkmal wie auch eine Voraussetzung für das Leben ist. Jeder Pädagoge weiß, wie heilsam eine rhythmische Erziehung ist, und viele Therapeuten kennen die Bedeutung von Rhythmen für Heilungsvorgänge.

Ein flexibler Rhythmus ist Merkmal des Lebendigen und Ausdruck von Gesundheit

Ein flexibler Rhythmus unterscheidet sich dadurch von einem strengen Takt, dass er kleinere Variationen erlaubt oder sogar erfordert. Sogar die Mathematik hat ein zunehmendes Interesse für Rhythmen entwickelt. Die Rhythmusforschung in der Biologie oder die sogenannte Chaosforschung hat mittels mathematischer Analysen von natürlichen Rhythmen zur Erkenntnis geführt, dass leichte unvorhersagbare und unberechenbare Variationen in den Lebensrhythmen ein Ausdruck von Gesundheit sind. Zeigt eine Untersuchung, dass z.B. die Herzfrequenz zu regelmäßig, zu vorhersagbar, also zu ‹mechanisch› ist, kann dies ein Anzeichen einer drohenden Herzerkrankung sein. Lebensrhythmen beinhalten immer kleinere Schwankungen, selten dauert der weibliche Zyklus genau 28 Tage und ist damit vorhersagbar und planbar. Oft erfolgen Schwankungen von mehreren Tagen, und nicht immer gibt es dafür einen äußeren Grund wie Stress, Urlaubsreisen etc.

Die zyklische Natur der Frau als Quelle der Fruchtbarkeit verlangt ihre Pflege und Aufmerksamkeit. Sie in allen ihren Stadien ernst zu nehmen bedeutet, sich mit der eigenen Weiblichkeit zu verbinden.

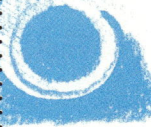

Ein Moment zum Nachdenken …

In unserer Gesellschaft sind Qualitäten wie Planbarkeit und Kontinuität hoch angeschrieben. Schwankungen in der Einsatzbereitschaft und unplanbare Veränderungen sind eigentlich unerwünscht. Von jedem Arbeitnehmer wird insgeheim verlangt, an jedem Tag des Monats gleich gut arbeiten zu können. Monatliche Schwankungen, Zeiten für Besinnung, Innehalten und Reflexion sind nicht sehr willkommen.

Leistungsgesellschaft mit männlichen Idealen – ein Auslaufmodell?

Wie gut könnte es aber für Firmen oder Betriebe sein, wenn der Arbeitsprozess durch zyklische Schwankungen und Besinnungsphasen ein bisschen unvorhersagbarer und dadurch kreativer und fruchtbarer werden könnte. Wenn eine Organisation als Organismus begriffen würde, könnte man Prozesse, die für lebende Organismen heilsam und fruchtbar sind – Rhythmen, Reflexion –, auch integrieren und fördern. Neuere Ansätze in der Organisationsberatung setzen dies bereits in die Praxis um.

Als Folge des Leistungsdenkens ist die zweite Zyklusphase der Frau negativ beladen. Die meisten Frauen haben diesen männlichen Blickwinkel verinnerlicht und erleben die erste Zyklushälfte als positiv und gut, die zweite jedoch als belastend und negativ.

Der weibliche Zyklus als Urbild von Kreativität und Entwicklungsfreude

Wenn Frauen mit einem falsch verstandenen Emanzipationsbegriff in dieser Gesellschaft mithalten wollen, werden sie ihre weibliche zyklische Natur ignorieren oder manipulieren. Die Pille kann dabei helfen, indem:

- die monatliche Blutung planbar, schwächer, weniger belastend und verschiebbar wird,
- der Unterschied zwischen erster und zweiter Zyklushälfte wegfällt,
- die Qualität des mondenhaft reflektierenden In-sich-Gehens verschwindet
- und natürlich keine ungeplante Schwangerschaft mehr eintreten kann.

Selige Sehnsucht

Sagt es niemand, nur den Weisen,
Weil die Menge gleich verhöhnet,
Das Lebendge will ich preisen
Das nach Flammentod sich sehnet.

In der Liebesnächte Kühlung,
Die dich zeugte, wo du zeugtest,
Überfällt dich fremde Fühlung
Wenn die stille Kerze leuchtet.

Nicht mehr bleibest du umfangen
In der Finsternis Beschattung,
Und dich reißet neu Verlangen
Auf zu höherer Begattung.

Keine Ferne macht dich schwierig,
Kommst geflogen und gebannt,
Und zuletzt, des Lichts begierig,
Bist du, Schmetterling verbrannt.

Und solang du das nicht hast,
Dieses: Stirb und werde!
Bist du nur ein trüber Gast
Auf der dunklen Erde.

Johann Wolfgang Goethe

Grenzen der Familienplanung und die Wahl der Verhütungsmethode

Wird über eine geeignete Methode zur Verhütung nachgedacht, steht die Frage nach der Sicherheit meist an erster Stelle. Daneben müssen aber noch weitere Aspekte mit berücksichtigt werden, die vielleicht erst im Laufe der Zeit an Bedeutung gewinnen – angefangen von der Verträglichkeit, dem Lebensalter, dem Einverständnis zwischen den Partnern bis hin zur wachsenden Bereitschaft, einem Kind das Leben zu schenken, unter Umständen sogar seine Ankündigung wahrzunehmen.

Neben Fragen zur Sicherheit, denen der größte Teil dieses Kapitels gewidmet ist, sollen all diese Aspekte angesprochen werden.

Die Planbarkeit einer Schwangerschaft 36 / Familienplanung im Hinblick auf das Alter der Frau 37 / Offenheit für die Welt der Ungeborenen? 39 / Die Wahl des Verhütungsmittels 42 / Verhütung und Sexualität in besonderen Lebensphasen 50 / Schwangerschaftsabbruch oder Verhütung? 60

Die Planbarkeit einer Schwangerschaft

Die Frage: «Wollen wir Kinder oder nicht?» lässt sich für viele Paare heute nicht mehr ohne Zögern beantworten. «Wie würde ein Kind unser Leben verändern? Wie verträgt sich ein Kind mit unserer beruflichen Situation, mit unserer finanziellen Lage usw.? Kann man es Kindern überhaupt noch zumuten, in so eine Welt wie die heutige hineingeboren zu werden und darin leben zu müssen?» Solche praktischen Überlegungen stehen oft an erster Stelle.

Kinder kriegen oder nicht? Praktische Überlegungen stehen oft an erster Stelle

Für andere sind solche Fragen nebensächlich. Sie wollen unter allen Umständen Kinder auf die Welt bringen, ungeachtet der großen persönlichen Opfer, die damit verbunden sind. Andere haben vielleicht gerade beschlossen, auf (weitere) Kinder zu verzichten, werden aber plötzlich von einem unerklärbaren Gefühl überwältigt, das sie mit dem Wunsch nach einem Kind beseelt. Oder aber eine ungeplante Schwangerschaft tritt ein.

Die Auseinandersetzung mit Fragen dieser Art ist sinnvoll, dennoch ist ein rationaler Entschluss nach Abwägung der Vor- und Nachteile des Kinderkriegens eher die Ausnahme.

Kann Planbarkeit eine freie Entscheidung auch behindern?

Die heutigen Verhütungsmöglichkeiten erlauben allerdings solche rationalen Entschlüsse, sie laden sogar geradewegs dazu ein. Die Planbarkeit bietet viele Vorteile, sie kann aber auch einer wirklichen Entscheidungsfreiheit im Wege stehen: Ein Paar kann sich so sehr an die Bequemlichkeiten eines Lebens ohne Kinder gewöhnen, dass es immer schwerer wird, davon wieder Abstand zu nehmen.

Durch die Planbarkeit verliert auch die Zeit vor einer Schwangerschaft etwas von ihrer Besonderheit. Wie viel Raum lässt die Planung noch für eine Begegnung mit dem kommenden Kind oder für seine Vorankündigung? Solche Erfahrungen sind für manche Frauen ganz real (siehe S. 40f.), doch können solche sensiblen Wahrnehmungen sehr leicht durch rationale Erwägungen übertönt werden.

Die Mitte zwischen Planung und völliger Offenheit für das, was kommen will, erfordert eine innere Beweglichkeit und Aufmerksamkeit. Wer diese Mitte gefunden hat und in sein Leben einbezieht, hat den Schritt von der *Lebensplanung* zur *Lebensgestaltung* vollzogen, bei der mehr als nur die äußeren Umstände eine Rolle spielen.

Lebensgestaltung oder Lebensplanung?

Die Planbarkeit einer Schwangerschaft hat in zwei Richtungen ihre Grenzen: Trotz optimaler Verhütung kann es vorkommen, dass sich ein Kind unerwartet und zunächst ungewollt anmeldet – oder das Gegenteil tritt ein und eine geplante, gewünschte Schwangerschaft bleibt aus (10 bis 15 Prozent der Paare in Deutschland haben einen unerfüllten Kinderwunsch).

Familienplanung im Hinblick auf das Alter der Frau

Durch die Möglichkeit der Familienplanung und die veränderte gesellschaftliche Situation der Frau steigt das durchschnittliche Alter, in dem eine Frau ihr erstes Kind bekommt, zusehends. Noch 1970 lag das Durchschnittsalter der Frau bei der Geburt ihres ersten Kindes bei vierundzwanzig Jahren, 1997 war es schon auf siebenundzwanzig Jahre angestiegen.

Der Frau wird es heute zunehmend möglich, die Gestaltung ihres Lebens selbst in die Hand zu nehmen. Doch zugleich werden die errungenen Freiheiten des modernen Lebens durch äußere Zwänge eingeschränkt, die den Zeitpunkt der Schwangerschaft beeinflussen. Es sind vor allem berufliche Überlegungen, die eine Frau veranlassen, eine Schwangerschaft hinauszuschieben. Das hängt nicht zuletzt damit zusammen, dass Frauen mit Kindern auf dem Arbeitsmarkt noch immer einen sehr schweren Stand haben.

Wer aber zu lange wartet, kann Probleme mit der Fruchtbarkeit und eventuell auch mit dem Schwangerschaftsverlauf bekommen. Zwischen achtzehn und dreißig Jahren ist die Fruchtbarkeit der Frau optimal. Der Körper ist auf Schwangerschaft und Geburt eingestellt. Nach dem dreißigsten Lebensjahr – und deutlicher nach

Bin ich zu alt für ein Kind?

Ist die Familie komplett? Die biologische Uhr der Frau tickt unerbittlich, und ab fünfunddreißig macht sich oft eine Art ‹Torschlusspanik› bemerkbar.

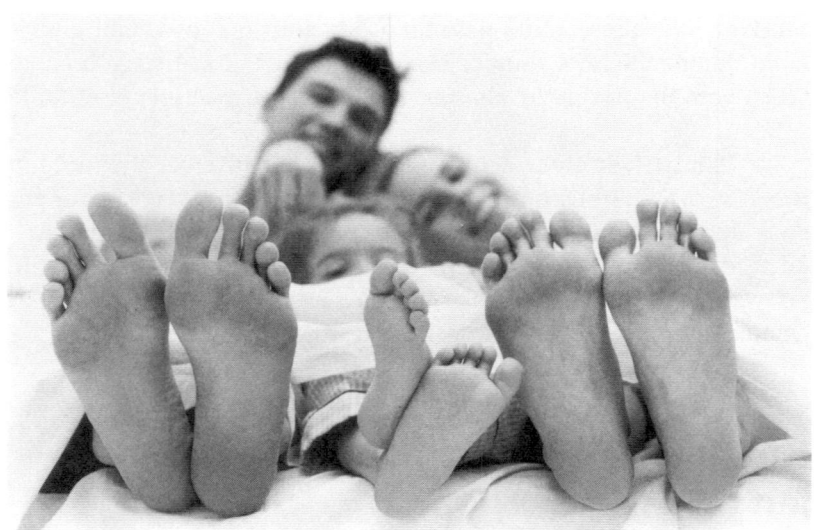

dem fünfunddreißigsten – nimmt die Fruchtbarkeit langsam ab; in vergleichbarem Maß nehmen die medizinischen Behandlungen wegen unerfülltem Kinderwunsch in dieser Altersgruppe zu.

Nicht selten ist der Verlauf der Schwangerschaft in diesem Alter beschwerlicher und auch die Geburt kann schwieriger werden. Manchmal kann die Unbefangenheit und Leichtfertigkeit junger Frauen für Schwangerschaft und Geburt sogar von Vorteil sein. Das Risiko einer Fehlgeburt ist bei über Dreißigjährigen höher. Es ist deshalb nicht ganz unverständlich, dass manche Frauen über fünfunddreißig eine gewisse ‹Torschlusspanik› bekommen und in Sorge sind, ob sie überhaupt noch schwanger werden können. Ängste entstehen auch wegen des Risikos der Fehlbildungen, das mit zunehmendem Alter vor allem für das Down-Syndrom (Mongolismus) langsam ansteigt.

Grenzen anerkennen – und den richtigen Zeitpunkt finden
Obwohl die erwähnten Probleme bei älteren Frauen (verminderte Fruchtbarkeit, häufigeres Auftreten von Komplikationen bei Schwangerschaft und Geburt, erhöhtes Fehlgeburtsrisiko) beängstigend wirken können, haben statistische Zahlen, die das Risiko

bewerten, für die einzelne Frau wenig Bedeutung. Für die Chance auf eine normal verlaufende Schwangerschaft und das persönliche Risiko ist weniger die statistische Wahrscheinlichkeit als ihre spezielle Situation maßgebend. Jedoch kann diese Gegebenheit der Natur, dass die weibliche Fruchtbarkeit altersabhängig ist, bei der Familienplanung nicht außer Acht gelassen werden.

Auch hier besteht die Kunst darin, die Mitte zwischen absoluter Planung und bedingungsloser Fügung in das Naturgegebene zu finden. Menschliche Entwicklung braucht die Anerkennung von Grenzen und Beschränkungen. Ein gutes Gespür für die Situation des eigenen Körpers und für seelische Bedürfnisse kann dabei helfen, den richtigen Zeitpunkt für eine Schwangerschaft zu finden.

Offenheit für die Welt der Ungeborenen?

Die Literatur über Nahtoderlebnisse oder die Weiterexistenz der Seele nach dem Tod sowie über Wiedergeburt und Karma wächst ständig. Die Welt der Verstorbenen, das Jenseits, ist für viele längst nicht mehr nur etwas Abstraktes oder eine Frage des Glaubens.

Wesentlich schwieriger ist das Verhältnis zur Welt der Ungeborenen. Dennoch kann man sich bei der Suche nach der geeigneten Verhütungsmethode die Frage stellen: «Möchte ich in der sexuellen Beziehung eine Offenheit und eine Wahrnehmungsmöglichkeit für das Jenseits, für die Welt der Ungeborenen, behalten oder entwickeln? Wie kann diese Offenheit für Ankündigungen aus dieser Welt gegebenenfalls gefördert werden und inwiefern hat die Art der Verhütung darauf einen Einfluss?»

Kinder kündigen sich an

Ob eine Frau schwanger wird, hängt von vielen Faktoren ab, auch von dem noch ungeborenen Kind. Wer sich mit der sichtbaren, ‹diesseitigen› Welt zufrieden gibt und sich von deren Erlebnissen, Eindrücken und Reizen erfüllen lässt, für den werden solche Erfahrungen wahrscheinlich verborgen bleiben. Derjenige, für den das irdische Leben seinen tieferen Sinn erst bekommt, indem die geistige Welt mit einbezogen wird, der wird sein inneres Wahrnehmungsvermögen stärken wollen, um auch in dieser jenseitigen Welt Wahrnehmungen haben zu können.

Frauen sind empfänglicher für die Ankündigung von Ungeborenen

Es gibt inzwischen einige Bücher, in denen Frauen (nur selten Männer) davon berichten, wie sich noch vor der Konzeption mittels Träume oder sonstiger Eingebungen ein Kind ankündigt (siehe Literaturverzeichnis). So gibt es Frauen, die beizeiten merken, dass diese Welt der Ungeborenen sehr nahe ist und dass sie in solchen Zeiten sehr sorgfältig verhüten müssen, um nicht schwanger zu werden. Eine solche ‹Ankündigung› kann aber auch mit einer ‹Einladung› beantwortet werden. Dies liegt in der freien partnerschaftlichen Entscheidung.

Ja oder nein zu einem Kind? Nicht immer müssen rationale Entscheidungen ausschlaggebend sein. Auch Intuition und Offenheit für Kindesankündigungen können zu einer Antwort führen.

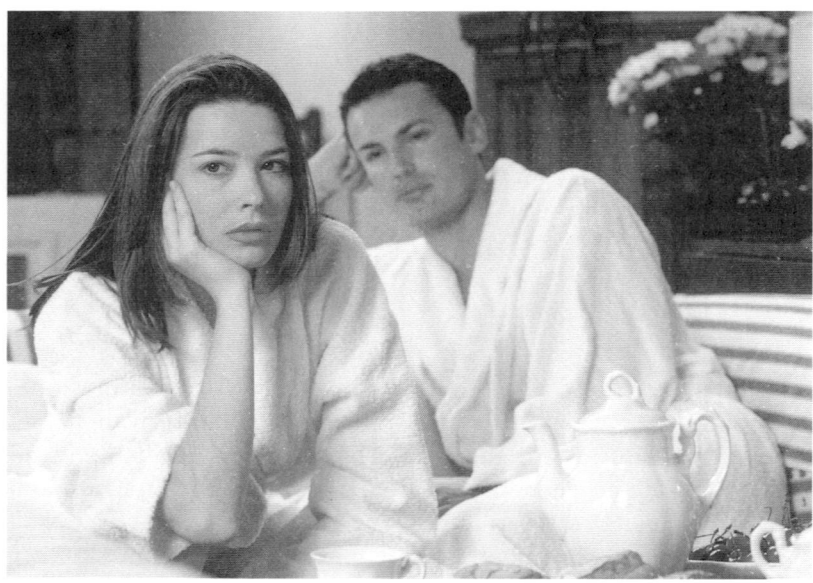

Dass es meist Frauen sind, die ein intuitives Gefühl, einen Traum oder eine Gewissheit von der Nähe eines kommenden Kindes haben können, hängt möglicherweise mit der Natur des weiblichen Zyklus zusammen. Man kann sich zumindest gut vorstellen, dass der zyklische Wechsel einer mehr gelockerten, nach außen gerichteten Orientierung und einer mehr gefestigten Innenorientierung – in Übereinstimmung mit einem kosmischen Mondenrhythmus – eine bessere Voraussetzung für eine erweiterte Anschauung der Welt und eine größere Offenheit für geistige Erlebnisse bietet als die kontinuierlich nach außen gerichtete Aufmerksamkeit des Mannes.

Normalerweise kennen wir die herkömmlichen Sinnesorgane als Wahrnehmungsorgane. Es gibt aber vieles, was damit nicht wahrgenommen werden kann, z.B. soziale Spannungen in einer Gruppe, Gefühle, drohende Gefahr usw. Manche Menschen behaupten, dergleichen mit dem Herzen oder mit dem Bauch zu ‹sehen› («Ich hab so ein komisches Gefühl im Magen!»). Man kann sich vorstellen, dass sowohl der Gesundheitszustand solcher ‹Organe› wie auch die innere Verbindung mit denselben einen Einfluss auf diese Art der Wahrnehmung haben können.

Vermitteln Geschlechtsorgane höhere Wahrnehmungen?

Die Wahrnehmung einer Kindesankündigung erfolgt natürlich nicht über die herkömmlichen Sinnesorgane. Gibt es vielleicht eine verborgene Beziehung zwischen diesen Wahrnehmungen und den Geschlechtsorganen? Sind diese ‹nur› Werkzeuge für die Fortpflanzung und Sexualität oder haben sie vielleicht noch andere Aufgaben wie z.B. solche der Wahrnehmung?

Was passiert aber, wenn die Funktion der weiblichen Geschlechtsorgane durch die Pille so verändert wird, dass der eigene Zyklus verschwindet und der lebendige Rhythmus zum mechanischen Takt wird? Und was geschieht, wenn die Aufmerksamkeit für den eigenen Zyklus im Rahmen einer ‹natürlichen Verhütung› bewusst erhöht wird? Könnte nicht auch die Art der Verhütung einen Einfluss auf die Offenheit und Sensibilität für Ankündigungen aus dem Jenseits haben?

Einfluss der Verhütungsmethode auf die Wahrnehmung

Es wäre denkbar, dass die Verhütungsmethoden, die im Körper etwas verändern (Pille, Spirale, Sterilisation), eine Sensibilität und Offenheit für Wahrnehmungen aus dem Jenseits eher beeinträchtigen als natürliche Methoden, die allein den Umgang mit der Sexualität betreffen und eine Offenheit für Signale aus dem Organischen sowie eine Zurückhaltung im Sexualleben voraussetzen.

Nun kann es natürlich sein, dass diejenigen, die sicher verhüten wollen, überhaupt keine Offenheit für das Jenseits anstreben. Ein eventuelles Ankündigen von Ungeborenen möchte gar nicht erst gehört werden.

Sicherheit bei der Verhütung – eine Beeinträchtigung der Sensibilität? Aber auch Sexualität hat mit einer gesteigerten Wahrnehmungsfähigkeit zu tun – der Selbstwahrnehmung und der Wahrnehmung des Partners. Wird diese Sensibilität durch möglichst große Sicherheit bei der Verhütung beeinträchtigt, welche Folgen hat das für das Sexualleben?

Je unsicherer die Verhütung, desto mehr Gespür ist erforderlich für das, was kommen will oder nicht. Die Wahrnehmung füreinander, für die Beziehung, für eventuelle Konsequenzen und für die eigenen Intentionen muss größer sein, je riskanter die Verhütungsmethode ist. Natürlich ist eine solche Wahrnehmung auch bei sicheren Methoden möglich, aber weniger notwendig, deshalb kann es bei einer sogenannten sicheren Verhütung eher dazu kommen, dass bei der Sexualität die Aufmerksamkeit für die eigenen Intentionen und die des Partners, für die Beziehung und eventuellen Konsequenzen geringer wird.

Verhütung trennt Sexualität und Fortpflanzung. Je sicherer die Verhütung, desto absoluter die Trennung. Sexualität ist eine Form der Verbindung, des Dialogs zwischen Partnern. Könnte nicht das Fehlen einer sicheren Verhütung die Wahrnehmung füreinander und damit den Dialog der Partnerschaft und vielleicht sogar die Freude an der Sexualität fördern?

Die Wahl des Verhütungsmittels

Um einen Überblick über die Vielzahl der heute angebotenen Verhütungsmittel zu verschaffen, sollen hier zunächst die wichtigsten Methoden betrachtet werden, auf denen die verhütende Wirkung der einzelnen Mittel basiert.

Die Methoden der *Natürlichen Familienplanung (NFP)* beruhen

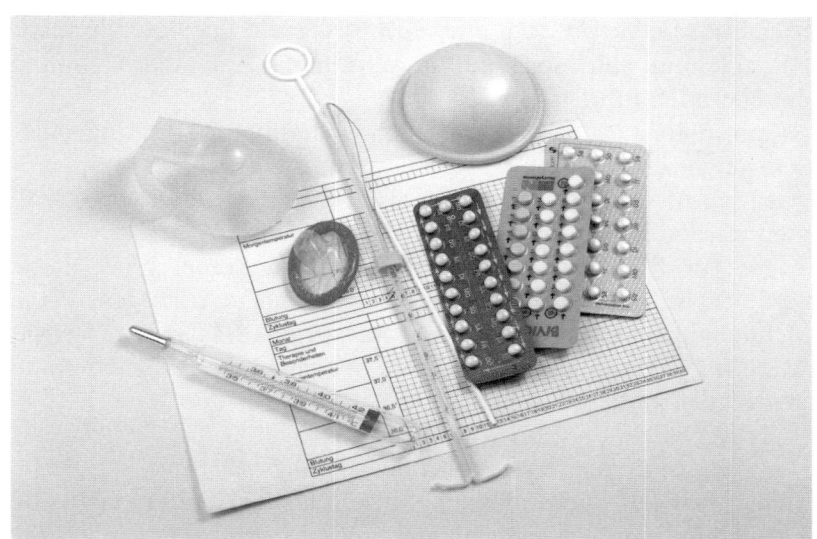

Schon die Vielzahl der angebotenen Verhütungsmittel macht deutlich, dass es die ideale Lösung nicht gibt. Jede Methode hat ihre Vor- und Nachteile und muss nach individuellen Bedürfnissen beurteilt werden.

darauf, dass nur an den unfruchtbaren Tagen der Frau Geschlechtsverkehr stattfindet. Bei der Temperaturmethode werden nur Hilfsmittel wie Thermometer und Temperaturtabellen benötigt, um den Zeitpunkt des Eisprungs zu ermitteln (siehe S. 113ff.). *Natürliche Familienplanung*

Bei den sogenannten *Barriere-Methoden* (siehe S. 100ff.) wird der männliche Samen durch eine mechanische oder chemische Schutzvorrichtung daran gehindert, in die Gebärmutter einzudringen. Anwendung finden sie sowohl beim Mann (Kondom) wie auch bei der Frau (Diaphragma, Portiokappe, daneben auch sogenannte Spermizide wie Cremes, Schaum oder Zäpfchen mit spermienabtötender Wirkung). Durch eine Kombination unterschiedlicher Methoden kann die Zuverlässigkeit erhöht werden. *Barrieremethoden*

Hormonale Methoden beeinflussen die natürlichen Funktionen der Eierstöcke und verändern den weiblichen Zyklus, indem sie den Eisprung verhindern. Der prominenteste Vertreter dieser Art der Schwangerschaftsverhütung ist die Pille (siehe S. 68ff.). *Hormonale Methoden*

Einen Sonderfall stellt die *Spirale* dar, die mittels ihrer mechanischen Wirkung einen andauernden Reizzustand der Ge- *Spirale* bärmutter hervorruft und eine Einnistung der Eizelle verhindert. Hinzu kommt eine biochemische Wirkung, die zu einer Lähmung der Spermien führt (siehe S. 85ff.).

Sterilisation Eine äußerst sichere, wenn auch endgültige Verhütung einer Schwangerschaft bietet die Sterilisation, die durch einen operativen Eingriff sowohl beim Mann als auch bei der Frau vorgenommen werden kann (siehe S. 92ff.).

Keine Methode ist Jede Form der Verhütung bedeutet einen Kompromiss. Keine
ohne Nachteile Methode ist völlig ohne Nachteile oder Nebenwirkungen, keine Methode bietet hundertprozentige Sicherheit. Bei der schwierigen Wahl der Verhütungsmethode sind verschiedene Gesichtspunkte und Fragen zu berücksichtigen.

• *Wie viel Sicherheit brauche ich bzw. brauchen wir?*
Wer Wert auf höchstmögliche Sicherheit legt, muss eventuelle Nachteile oder Nebenwirkungen in Kauf nehmen. Meist fällt die Entscheidung hier zugunsten der Pille. Es gibt aber auch die Situation, dass zwar momentan noch kein Kind erwünscht ist, dass es aber nicht so schlimm wäre, wenn es doch schon käme. Dann wird man eher eine Verhütung wählen, die etwas weniger sicher ist, dafür aber auch weniger eingreifend.
Ist die Familienplanung definitiv abgeschlossen und ein weiteres Kind nicht mehr zu verkraften (räumlich, finanziell, sozial, kräftemäßig), wird eher an eine Sterilisation beim Mann oder bei der Frau gedacht. Wichtig dabei ist die oben berührte Frage, was Sicherheit, Sensibilität und Sexualität miteinander zu tun haben.

• *Wie stark darf meine (unsere) Verhütung in den Körper eingreifen?*
Durch Pille, Spirale oder Sterilisation werden Veränderungen im Körper hervorgerufen. Dieses ‹Kultivieren› des Körpers bedeutet, dass Sexualität angstfreier und ungehemmter ausgelebt werden kann. Andere Methoden, z.B. die der natürlichen Verhütung, kultivieren nicht den Körper, sondern den Umgang mit der Sexualität. Der Körper bleibt in seiner Natur unverändert, dagegen

muss die Sexualität gestaltet und ‹kultiviert› werden, da sie sich nach dem weiblichen Zyklus mit seinen fruchtbaren und unfruchtbaren Tagen richten muss.

- *Wie sehr stört es mich (uns), wenn die Verhütungsmethode die Spontaneität der Sexualität beeinträchtigt?*

  Spontaneität kann auf zweierlei Weise eingeengt werden: Zum einen, wenn nur bestimmte Tage ‹erlaubt› sind (wie bei der Natürlichen Familienplanung), zum anderen, wenn der intime sexuelle Prozess durch die Anwendung eines Kondoms oder Diaphragmas unterbrochen werden muss. Bei der Pille, Spirale oder nach einer Sterilisation steht dieser Spontaneität nichts im Wege. Diese Methoden sind immer, jeden Tag und zu jeder Stunde, wirksam.

- *Spielen die Kosten eine Rolle und wer trägt sie?*

  Beim Kondom hängt es von der Häufigkeit des Verkehrs ab, wie viel die Verhütung kostet (ca. 1 DM/0,5 € pro Stück), beim Diaphragma nur teilweise (Diaphragma-Gel), alle anderen Methoden haben einen festen Preis, unabhängig von der Häufigkeit des Geschlechtsverkehrs. Die monatlichen Kosten liegen zwischen ca. 4 DM/2 € für eine Spirale, die fünf Jahre liegen kann, und 8 bis 15 DM/4 bis 7,5 € für die Pille. Die natürliche Verhütung kostet nichts, es sei denn, man entscheidet sich für einen Temperaturcomputer, der aber eine einmalige Anschaffung darstellt. Bei eher lockeren Beziehungen kann es zum Problem werden, wer die Kosten der Verhütung trägt; in einer festen Partnerschaft oder einer Ehe wird allenfalls die Höhe der Kosten von Bedeutung sein.

- *Spielt es eine Rolle, ob die Verhütung primär von der Frau, vom Mann oder von beiden vorgenommen wird?*

  Es hängt sehr von der Art der Beziehung ab, ob diese Frage zum Problem wird. Manche Frauen sagen z.B.: «Ich habe schließlich die Kinder bekommen, nun soll er die Sterilisation auf sich nehmen.» Manche Methoden wie die natürliche Verhütung und die sogenannten Barriere-Methoden können nur dann funktionieren, wenn sich beide Partner sorgfältig und rücksichtsvoll verhalten. Vor allem die natürliche Verhütung erfordert und fördert Kommunikation und Kooperation zwischen den Partnern. Die Pille ist dagegen in der Regel eine reine ‹Frauensache›, ebenso die Spirale.

- *Wie sehr bin ich/sind wir bereit, uns um die Verhütung zu kümmern? Soll es etwas sein, woran man gar nicht mehr zu denken braucht?*
  Unabhängig von der Sicherheit einer Methode stellt sich hier die Frage: Wie viel Bewusstsein erfordert die Verhütung und welche Konsequenzen hat das für den Umgang miteinander und für das Sexualleben? Es gibt Verhütungsmethoden, die man völlig ‹vergessen› kann, wie z.B. die Sterilisation oder – etwas weniger – die Spirale. Bei diesen Methoden brauchen sich weder Frau noch Mann beim Geschlechtsverkehr Gedanken über Verhütung zu machen oder das mögliche Eintreten einer Schwangerschaft zu befürchten. Das Thema Verhütung wird völlig aus dem Bewusstsein verdrängt, Sexualität und Fortpflanzung werden endgültig oder zeitweise völlig voneinander getrennt. Dem steht z.B. die natürliche Verhütung gegenüber, wobei es von den meisten Frauen und Paaren gerade als positiv bewertet wird, sich bewusst mit dem Zyklus der Fruchtbarkeit und der Möglichkeit der Befruchtung befassen zu müssen. Etwas abgeschwächt ist das auch bei den Barriere-Methoden (Diaphragma und Kondom) der Fall. An die Pille muss die Frau zwar täglich denken, allerdings völlig unabhängig vom Geschlechtsverkehr. Im Alltagsbewusstsein erscheinen Sexualität und Fortpflanzung vollständig getrennt.

- *Bestehen wechselnde Kontakte oder gibt es eine feste, stabile Beziehung? Wie sehr ist ein Schutz gegen Krankheiten erforderlich oder erwünscht, die beim Geschlechtsverkehr übertragen werden können?*

Das Kondom ist das einzige Verhütungsmittel, das auch einen Schutz vor Krankheitserregern wie Gonokokken (Tripper), Chlamydien, Herpes, Trichomonaden, Hepatitis und AIDS bietet. Das Diaphragma erschwert die Übertragung der genannten Infektionen, bietet aber keine vollständige Sicherheit.

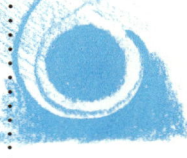

Ein Moment zum Nachdenken ...

Wir reden immer von Empfängnisverhütung. Aber eigentlich meinen wir damit die Verhütung der Befruchtung!

Doch wo liegt der Unterschied? Und wer empfängt eigentlich was?

Der Unterschied zwischen Empfängnis und Befruchtung

Bei der Befruchtung könnte man zwar sagen, dass die Eizelle eine Samenzelle ‹empfängt›, aber dabei handelt es sich in unserem Sprachgebrauch lediglich um die leibliche Voraussetzung für eine Empfängnis. Eine Befruchtung kann man verhindern oder fördern; man kann sie sogar im Reagenzglas durchführen.

Bei der Empfängnis handelt es sich darum, dass die befruchtete Eizelle in einem bestimmten Stadium eine Menschenseele ‹empfängt›. Nicht nur bei Retortenbefruchtungen, sondern auch nach spontaner ‹natürlicher› Befruchtung bleibt die Empfängnis häufig aus; es kommt dann zu einer sehr frühen Fehlgeburt. Ob auf die Befruchtung der Eizelle durch die Samenzelle wirklich auch eine Empfängnis folgt, d.h. ob sich eine Menschenseele mit der befruchteten Eizelle verbindet, liegt nicht in unserer Hand. Wie bei jedem Empfangen müssen wir auch hier einen ‹Gebenden› voraussetzen, eine ‹höhere Instanz›, von der wir abhängig sind.

Um beurteilen zu können, wie sicher eine Verhütungsmethode ist, entwickelte bereits 1932 der amerikanische Statistiker Raymond Pearl eine Methode zur Berechnung der Versagerquote.

Der Pearl-Index als Maßstab für die Zuverlässigkeit

Wenn hundert Paare ein Jahr lang regelmäßig Geschlechtsverkehr haben (regelmäßig bedeutet statistisch gesehen ein- bis zwei-mal wöchentlich) und eine bestimmte Verhütungsmethode an-wenden, werden trotzdem einige Frauen schwanger. Die Anzahl der so entstandenen Schwangerschaften wird mit dem Pearl-Index angegeben. Er liefert Vergleichswerte für die einzelnen Verhü-tungsmethoden, die eine Beurteilung der *relativen Sicherheit* er-möglichen. Wenn der Pearl-Index z.B. beim Diaphragma 2 bis 6 beträgt, bedeutet dies, dass von hundert Frauen, die ein Jahr lang mit dem Diaphragma verhüten, zwei bis sechs schwanger werden. Man kann auch sagen, die Sicherheit des Diaphragmas beträgt 94 bis 98 Prozent.

Erfolgt keine Verhütung, heißt das jedoch nicht, dass bei diesen hundert Paaren einhundert Schwangerschaften eintreten, sondern nur etwa siebzig. Der Pearl-Index bei ‹ungeschütztem Verkehr› beträgt also 70.

Sorgfalt bei der Anwendung ist entscheidend Bestimmte Maßnahmen zur Verhütung erfordern sehr viel Disziplin und Sorgfalt. Sie können vergessen oder durch falsche Anwendung unwirksam werden. Wird z.B. die Pille einmal nicht eingenommen, kann sich dies negativ auf ihre Zuverlässigkeit aus-wirken. Aber auch das Diaphragma kann vergessen oder falsch eingesetzt werden. Durch die Verwendung der Spirale werden sol-che Risiken vermieden, ebenso durch eine Sterilisation oder in geringerem Maß durch die Drei-Monats-Spritze (siehe S. 83).

Beide Aspekte, die eher theoretische und die praktische Zuver-lässigkeit, sollten bei der Beurteilung einer Methode berücksich-tigt werden. Der Pearl-Index hat nur eine sehr beschränkte Aussa-gekraft. Er schließt zwar Fehler bei der Anwendung eines Verhü-tungsmittels mit ein. Je mehr Aufmerksamkeit eine Methode erfor-dert, desto stärker hängt ihre Sicherheit von der Anwenderin, ihrer Erfahrung und ihrer Sorgfalt bei der Anwendung ab. So kann die Temperaturmethode, wird sie gewissenhaft durchgeführt, eine sehr hohe Sicherheit bieten, während umgekehrt eine nachlässige oder fehlerhafte Anwendung das Risiko einer Schwangerschaft drastisch erhöht.

Wer sich nicht auf die Wirksamkeit einer einzigen Verhütungs-

Fakten, Fakten, Fakten

Übersicht über die wichtigsten Verhütungsmittel bei der Frau

Methode	Art und Wirkung	Anwendung	Pearl-Index	Kosten
Sterilisation	Eileiter werden durchtrennt	einmaliger ambulanter Eingriff	0,2	Krankenkasse zahlt (ca. 300 DM/150 €)
Pille	Hormontablette, verhindert u.a. den Eisprung	tägliche Einnahme mit Pausenwoche	0,5	8 bis 15 DM/ 4 bis 7,5 € pro Monat*
Spirale	mechanische und chemische Wirkung, lähmt Spermien und verhindert Einnistung der Eizelle	wird vom Arzt eingesetzt, verbleibt 3 bis 5 Jahre in der Gebärmutter	1–3	ca. 250 DM/128 € (Hormonspirale 400 bis 500 DM/ 200 bis 250 €)
Diaphragma	Gummikappe, die über den Gebärmuttermund gelegt wird; in Kombination mit einem Gel verwendet	wird vor dem Geschlechtsverkehr eingesetzt, Größe muss vom Arzt festgestellt werden, Lebensdauer beträgt 1 bis 3 Jahre	2–6	ca. 50 DM/25 €, hinzu kommen die Kosten für das Gel
Natürliche Verhütungsmethoden	z.B. symptothermale Methode; Geschlechtsverkehr erfolgt nur an unfruchtbaren Tagen	tägliche Kontrolle der Körpertemperatur und ggf. Schleim	1–5	keine Kosten, sofern kein Computer (ca. 300 DM/ 150 €) benutzt wird

beim Mann

Methode	Wirkungsweise	Anwendung	Pearl-Index	Kosten
Sterilisation	Samenleiter werden durchtrennt	einmaliger ambulanter Eingriff	0,2	Krankenkasse zahlt (ca. 200 DM/100 €)
Kondom	Gummischutz, der über das erektierte Glied gezogen wird	vor dem Geschlechtsverkehr	3–4	ca. 1 DM/0,5 € pro Stück

* in Deutschland bis zum 20. Lebensjahr auf Kassenrezept

Mehr Sicherheit durch doppelte Verhütung methode verlassen möchte, kann durch Kombination unterschiedlicher Methoden, z.B. von Temperaturmethode und Diaphragma oder Kondom, eine höhere Sicherheit erreichen.

Verhütung und Sexualität in besonderen Lebensphasen

Auch das Alter sollte bei der Verhütung berücksichtigt werden Nicht jede Verhütungsmethode ist für jede Lebensphase geeignet. Mit zunehmendem Alter durchlaufen Körper und Seele die vielfältigsten Wandlungsprozesse. Dabei können sich auch die Art der Beziehung, der Umgang mit der Sexualität und die Anforderungen an die Verhütung verändern.

Ein Paar von 15jährigen, die vielleicht ihre ersten Erfahrungen und Entdeckungen auf dem Gebiet der Sexualität machen möchten, wird anders verhüten als ein Ehepaar mit drei Kindern. Auch die Stillzeit sowie die Wechseljahre haben ihre Besonderheiten.

Jugendliche

Im ersten Ansturm der Gefühle wird selten an Verhütung gedacht Ein Drittel der Jugendlichen in Deutschland haben ihren ersten sexuellen Verkehr zwischen 14 und 17 Jahren. Die wenigsten von ihnen sind schon in der Lage, differenziert und verantwortungsbewusst über Vor- und Nachteile der verschiedenen Verhütungsmöglichkeiten zu urteilen. Geschlechtsreife ist keineswegs gleichbedeutend mit der Reife als Sexualpartner. Um diese zu erlangen, ist es nötig, sich zumindest mit der Möglichkeit einer Schwangerschaft auseinanderzusetzen. Deren Folgen und die einer Elternschaft sind in dem Alter genauso schwer zu überschauen wie die eines Schwangerschaftsabbruchs.

Eine ungewollte Schwangerschaft ist bei Jugendlichen leider keine Seltenheit, etwa 10 Prozent kümmern sich beim ersten Mal nicht um Verhütung.

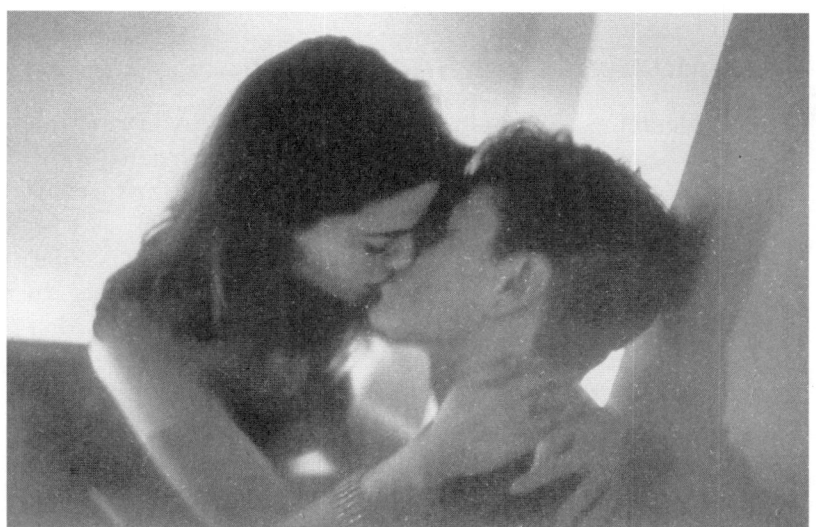

Erste Erfahrungen mit Liebe und Sexualität? Nicht immer wird im Sturm der Leidenschaft über die Folgen einer Schwangerschaft nachgedacht.

Das große Dilemma der Verhütung mittels *Pille* ist bei Jugendlichen, dass einerseits eine zuverlässige Verhütung notwendig ist, dass aber andererseits eine sichere Verhütung nicht unbedingt Zurückhaltung bewirkt und grünes Licht für eine ungehemmte Sexualität signalisieren kann. Wenn die Angst (man könnte auch sagen *Ehrfurcht*) vor der Möglichkeit, schwanger zu werden, wegfällt, steht dem (häufigen) Geschlechtsverkehr kaum noch ein äußeres Hindernis im Weg. *Die Pille – grünes Licht für ungehemmte Sexualität?*

Die Pille muss täglich eingenommen werden und bietet einen permanenten Schutz, auch wenn vielleicht nur gelegentlich Geschlechtsverkehr stattfindet. Dies könnte bei manchen jungen Frauen die Einstellung begünstigen, sie müsse ‹immer zur Verfügung stehen, immer bereit sein›. Näheres zur Pille siehe S. 68ff. *Ist ein permanenter Schutz notwendig?*

Die Pille wird bis zum zwanzigsten Lebensjahr von den Krankenkassen bezahlt – ganz im Unterschied zu anderen Verhütungsmitteln. (Man kann sich fragen, warum die Kosten für Kondom oder Diaphragman nicht erstattet werden.)

Das *Kondom* ist für viele das Verhütungsmittel ‹beim ersten Mal›. *Kondom*

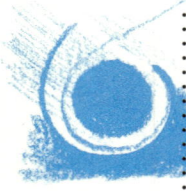

Ein Moment zum Nachdenken ...

Was bedeutet es, wenn ein Mädchen bereits mit vierzehn mit der Pille beginnt (vielleicht ein bis zwei Jahre nach dem Eintreten des Zyklus) und damit zehn oder zwanzig Jahre weitermacht?

Erst vierzehn und schon die Pille?

Nach einem frühen Beginn kann es nach Absetzen der Pille, z.B. wenn eine Schwangerschaft erwünscht ist, häufiger zu Zyklusstörungen kommen und die Blutung bleibt aus. Aber auch ohne medizinische Komplikationen ist die Pille ein erheblicher Eingriff in die rhythmische Vitalität einer jungen, womöglich körperlich noch nicht voll entwickelten Frau. Der Organismus wird in dieser prägenden Lebensphase zwischen vierzehn und zwanzig nicht selber, aus eigener Kraft, seinen Rhythmus finden, sondern wird durch die Pilleneinnahme mechanisiert und fremdbestimmt.

Könnte das Folgen für das Selbstvertrauen und das eigene Lebensgefühl haben? Was bedeutet es, wenn so lange und so früh der eigene Rhythmus von dem der Pille ersetzt wird? Solche Fragen sind nicht eindeutig zu beantworten, trotzdem sollten sie gestellt und überdacht werden, wenn eine solche Entscheidung ansteht.

Bei relativ seltenem Geschlechtsverkehrs hat es den Vorteil, dass es nur im Bedarfsfall angewendet werden muss. Sein Nachteil kann darin liegen, dass sich sehr junge und unerfahrene Paare möglicherweise überfordert fühlen und dass die Freude an der Intimität durch Unsicherheit bei der Benutzung und durch die störende Unterbrechung des Geschlechtsverkehrs überschattet wird. Wenn einer der Partner verschiedentlich schon sexuelle Kontakte hatte, darf natürlich auch der Schutz vor sexuell übertragbaren Erkrankungen nicht vergessen werden. Diesen Schutz bietet nur das Kondom.

Diaphragma

Was in Bezug auf Erfahrung für das Kondom gilt, trifft in noch stärkerem Maße auch auf das *Diaphragma* zu. Es ist nicht ganz einfach in seiner Anwendung und stellt für die meisten jungen und unerfahrenen Frauen eine Überforderung dar. Ein zuverlässiger Schutz ist daher nicht unbedingt gewährleistet.

Auch der Umgang mit der *Kalendermethode* oder *Temperaturmethode* erfordert Erfahrung und Zurückhaltung, die bei den meisten jungen Paaren nicht unbedingt im Vordergrund steht. Eine gewisse Nachdenklichkeit könnte aber durch diese Methoden gefördert werden.

Kalender- und Temperaturmethode

Die *Spirale* ist für Jugendliche nicht sehr geeignet, weil das (inzwischen allerdings geringe) Risiko der Eileiterentzündung, die eine Verklebung der Eileiter und damit Unfruchtbarkeit zur Folge hat, zu hoch ist. Außerdem treten Beschwerden durch eine Spirale bei Jugendlichen häufiger auf als bei Frauen, die schon eine Geburt hinter sich haben oder älter sind.

Die Spirale

Es gibt bei der Verhütung also keine Ideallösung für Jugendliche. Abhängig von den individuellen Umständen muss sorgfältig überlegt werden, was in Kauf genommen wird bei einem bestimmten Umgang mit der Sexualität. Als unangemessen erscheint auf jeden Fall die Verharmlosung der Pille, die häufig als das ideale Verhütungsmittel, zuverlässig und arm an Nebenwirkungen, angepriesen wird. Auch in jungen Jahren sollte deutlich werden, dass mit der Entscheidung für eine bestimmte Verhütung auch eine bestimmte Gestaltung der sexuellen Beziehung verbunden ist. Wer die Verhütung ernst nimmt, kann auch den Partner, sich selber und auch die Beziehung als solche ernst nehmen.

Die Wahl der Verhütung kann auch die Qualität der Beziehung beeinflussen

Für junge Menschen kann es wichtig sein, für solche Fragen einen verständnisvollen Ansprechpartner zu finden. Dies können Eltern, Bekannte oder Verwandte sein, auch Freundinnen und Freunde. Manchmal wird auch die Frauenärztin oder der Frauenarzt mit Ratschlägen dienen können.

Schwangerschaft

Für Frau und Mann kann es während der Schwangerschaft durch die veränderten Umstände und Bedürfnisse auch im Sexuellen zu

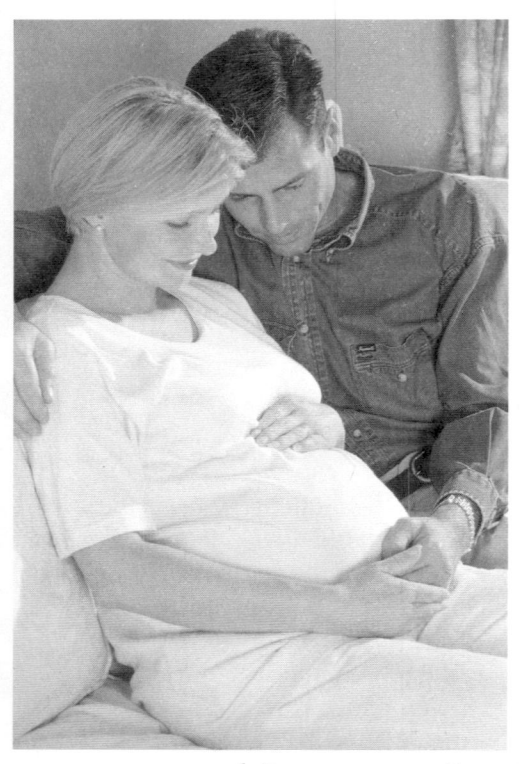

einem neuen, intensiven Erleben kommen. Der Umgang miteinander wird häufig von einer größeren Rücksichtnahme und Zärtlichkeit geprägt sein. Körperliche Nähe und Intimität können das gegenseitige Verständnis und den Umgang mit der neuen Situation fördern. Das Vertrautwerden mit dem schwangeren Körper und seinen Empfindungen kann für beide Partner eine ideale Vorbereitung auf die Geburt sein.

Medizinisch gesehen bestehen keine Bedenken gegen Sexualität während der Schwangerschaft, wenn diese ohne Komplikationen verläuft. Bei vorzeitigen Wehen ist allerdings Vorsicht geboten. Durch den Geschlechtsverkehr kann manchmal die Wehentätigkeit vorübergehend angeregt werden. Bewegung am Muttermund ist wehenfördernd und im Ejakulat des Mannes sind Prostaglandine enthalten, die in viel höherer Dosierung zur Geburtseinleitung angewandt werden. Außerdem wird der Orgasmus der Frau von einer Kontraktion der Gebärmutter begleitet.

Vorsicht bei vorzeitigen Wehen!

Dies bedeutet aber nicht, dass bei der Neigung zu vorzeitigen Wehen völlig auf Geschlechtsverkehr verzichtet werden muss. Die Frau sollte in sich hineinhorchen, wie ihr Körper darauf reagiert und ob gegebenenfalls Zurückhaltung angebracht ist. Bei Blutungen, meist während der Frühschwangerschaft, wird empfohlen, zumindest vorübergehend auf Geschlechtsverkehr zu verzichten. Das Gleiche gilt bei einem Blasensprung mit Fruchtwasserabgang.

Auf die Reaktion des eigenen Körpers achten

Die Frau kann am besten an der Reaktion des eigenen Körpers ablesen, was und wie viel für sie gut ist. Im Zweifelsfall kann der Arzt oder die Ärztin zu Rate gezogen werden.

Stillzeit

Verhütung in der Stillzeit ist ein besonderes Thema, da sich die Frage stellt, ob ein Verhütungsmittel schädlich für das gestillte Kind sein kann, und sich bei den meisten Paaren die Art und Intensität der sexuellen Beziehung verändert.

Nach einer Geburt findet eine Hormonumstellung statt. In der Stillzeit folgt auf die vitalitätsfördernde, Östrogen-betonte Schwangerschaft eine Phase, in der abbauende Kräfte im Vordergrund stehen, was sich in körperlicher Schwere, im Gefühl der Überlastung und Müdigkeit ausdrückt. Dies hat seine Ursache natürlich einerseits im äußeren Umstand, dass die Nächte meist anstrengender, die Anforderungen am Tage wesentlich höher sind und das Stillen selber viel physische Kraft erfordert. Aber auch die Veränderungen im Hormonhaushalt tragen dazu bei. Diese können auch zu Haarausfall, Scheidentrockenheit und anderen Beschwerden führen.

Veränderungen im Hormonhaushalt

Durch das Stillen setzt bei den meisten Frauen der Zyklus aus. Das Stillhormon Prolactin hemmt die Hormonbildung in den Eierstöcken, sodass die Menstruation oft erst bei deutlicher Abnahme der Stillfrequenz (mehr als 6 bis 8 Stunden zwischen zwei Stillmahlzeiten) wieder eintritt. Aber es gibt hier große individuelle Unterschiede. Manche Frauen bekommen trotz intensivem Stillen nach ca. 6 Wochen wieder ihren regelmäßigen Zyklus, andere müssen erst komplett abgestillt haben, bevor sich der Zyklus wieder einstellt. Auch vor der ersten Blutung nach einer Geburt kann aber schon ein Eisprung und damit eine Befruchtung stattfinden. Dies ist wichtig zu bedenken, wenn über die Notwendigkeit einer Verhütung nachgedacht wird.

Individuelle Unterschiede lassen eine Verhütung als ratsam erscheinen

Der Bedarf an Geschlechtsverkehr ist bei den meisten stillenden Frauen eher gering. Dies mag an der Erschöpfung durch das Stillen und an der gestörten Nachtruhe liegen. Durch den engen Kontakt mit dem Säugling kann auch eine gewisse Befriedigung des Bedürfnisses nach körperlicher Nähe eintreten. Der meist fehlende Zyklus und die Scheidentrockenheit können als Hinweis verstan-

Der Säugling steht im Mittelpunkt

den werden, dass der weibliche Körper in dieser Zeit nicht so sehr auf Sexualität eingestellt ist. Trotzdem gibt es auch Frauen mit einem sehr aktiven Verlangen nach Sexualität und Verkehr während der Stillzeit.

Es ist nicht empfehlenswert, auf Verhütung zu verzichten und sich auf das Ausbleiben des Eisprungs zu verlassen. Bei der Suche nach den geeigneten Verhütungsmethoden sollte berücksichtigt werden, dass sie sowohl mit dem Stillen als auch mit den geänderten Umständen zu vereinbaren sind.

Die Pille Bei der *Pille* kann vor allem das in ihr enthaltene Östrogen über die Milch zum Kind gelangen. Einige Autoren meinen zwar, dass aus medizinischer Sicht keine Einwände gegen das Einnehmen der Pille während der Stillzeit bestehen, trotzdem sollte das Kind nicht schon in diesem Alter mit Hormonen versorgt werden. Außerdem geht bei den meisten Frauen die Milchproduktion durch die Pille etwas zurück. Als Alternative wird meist die Minipille empfohlen,

In den ersten Monaten nach der Entbindung sind die sexuellen Bedürfnisse der meisten Frauen eher gering.

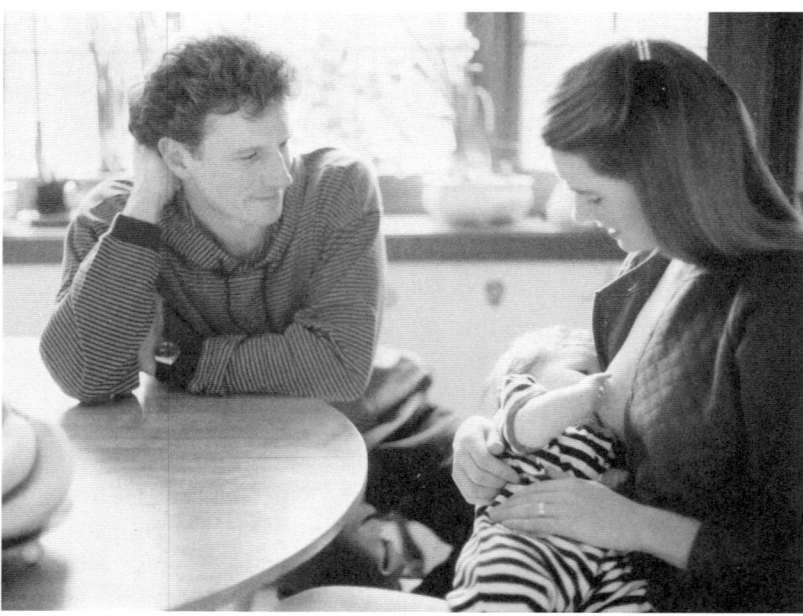

die nur Gestagen enthält und den ganzen Monat hindurch ohne Pause genommen werden muss. Die täglich eingenommene Hormonmenge ist dabei geringer, die Milchmenge bleibt unbeeinflusst und es gelangen weniger Hormone zum Kind.

Die Methoden der *natürlichen Verhütung* sind während der Stillzeit sehr unzuverlässig. Das hat seine Gründe im sehr unregelmäßigen oder noch nicht eingestellten Zyklus, der oft gestörten Nachtruhe und in Temperaturschwankungen durch eventuellen Milchstau.

Natürliche Verhütung

Häufig in Anspruch genommen wird die *Spirale*, die ca. 6 Wochen nach der Entbindung gelegt werden kann. Sie ist recht zuverlässig, wirkt nur in der Gebärmutter und hat daher keine Konsequenzen für die Qualität der Milch. Näheres dazu siehe S. 85ff.

Spirale

Am häufigsten wird während des Stillens das *Kondom* verwendet, da es keinerlei Nebenwirkungen hat. Außerdem wird, da es gewöhnlich seltener zum Verkehr kommt als sonst, ein ständig wirksames Verhütungsmittel wie die Pille oder die Spirale als übertrieben empfunden. Ein Nachteil des Kondoms in der Stillzeit kann darin bestehen, dass durch die meist etwas trockenere Scheide Schmerzen oder zumindest Gleitprobleme auftreten können. Die meisten handelsüblichen Gleitgels sollten nicht mit Kondomen in Berührung kommen, da sie den Latex angreifen und das Kondom möglicherweise undicht wird. Bei der Auswahl eines Gleitgels sollte deshalb auf die Latexverträglichkeit geachtet werden. Das Kondom ist neben der Pille das einzige Verhütungsmittel, das schon während der ersten sechs Wochen nach der Entbindung verwendet werden kann.

Kondom und Diaphragma

Auch gegen das *Diaphragma* in der Stillzeit spricht natürlich nichts, aber es muss nach jeder Geburt neu angepasst werden (ca. 6 Wochen danach). Ansonsten eignet es sich sehr gut. Weiteres dazu siehe S. 103ff.

Manchen Frauen erscheint die Zeit direkt nach einer Geburt als geeignet, eine *Sterilisation* durchführen zu lassen. Wenn die Entscheidung dazu schon vorher getroffen wurde und die Frau sowieso im Krankenhaus liegt, kann dies ein günstiger Zeitpunkt sein.

Sterilisation

Aus medizinischer Sicht bringt es jedoch keine Vorteile. Im Gegenteil: Möglicherweise kommt es bei der Sterilisation im Wochenbett eher zu einer spontanen Rekanalisation der Eileiter.

Mit der technischen Weiterentwicklung der Bauchspiegelung ist eine Sterilisation generell wenig belastend für den Körper. Eine Sterilisation unmittelbar nach einer Geburt bedeutet aber eine Störung des Wochenbetts, weil am Tag der Operation wegen der Narkose nur eingeschränkt gestillt werden kann und die Mutter sich natürlich auch weniger um ihr Kind kümmern kann.

Es ist eine Überlegung wert, ob die Stimmung und Seelenverfassung im Wochenbett für die Durchführung einer endgültigen Verhütung passend ist. Wahrscheinlich gibt es andere Zeitpunkte, die besser dazu geeignet sind. Näheres zur Sterilisation siehe S. 92ff.

Die Wechseljahre

In den Wechseljahren ist die Familienplanung meist abgeschlossen

Die Fruchtbarkeit einer Frau nimmt mit zunehmendem Alter ab. Eine 25jährige Frau wird eher schwanger als eine 40jährige. Solange aber ein Zyklus besteht, auch wenn dieser unregelmäßig geworden ist, kann grundsätzlich ein Eisprung stattfinden und damit eine Schwangerschaft eintreten.

Die Wechseljahre haben begonnen, wenn der Zyklus unregelmäßig (kürzer oder länger), die Blutung stärker (oder manchmal schwächer) wird und die sogenannten Wechseljahresbeschwerden kommen. Dieser Lebensabschnitt markiert einen Wandel auf körperlicher, seelischer und biographischer Ebene.

Einige Frauen kommen bereits mit vierzig in die Wechseljahre, andere erst nach dem fünfzigsten Lebensjahr. Die Umstellung des Körpers kann relativ rasch erfolgen, sie kann sich aber auch über viele Jahre hinziehen. In dieser Zeit schwanger zu werden ist selten beabsichtigt. Trotzdem kann sich aber auch noch in diesem Alter das ‹Nesthäkchen› melden.

Wurde bereits eine *Sterilisation* bei Mann oder Frau durchgeführt, stellt sich das Problem der Verhütung natürlich nicht. An-

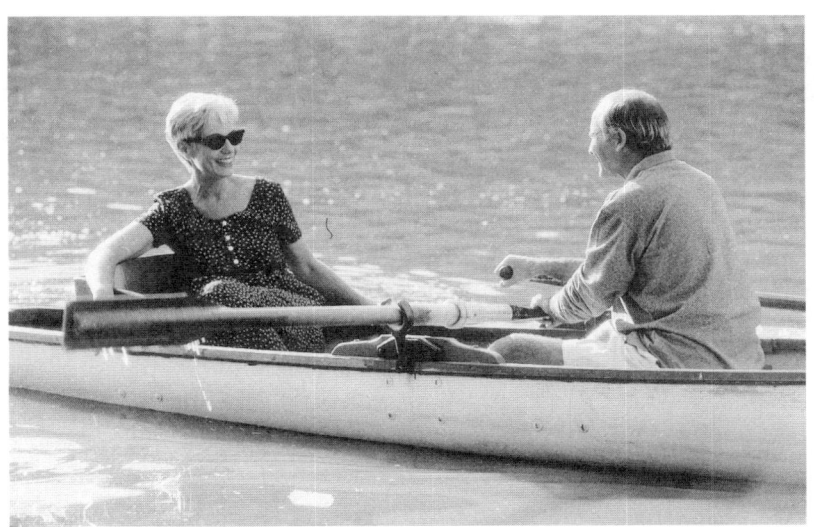

Zusammen in einem Boot – und das schon seit vielen Jahren. Um sicher durch die Wechseljahre zu navigieren, muss auch über Verhütung neu nachgedacht werden.

ders sieht es aus, wenn mittels der Temperatur- oder Kalendermethode verhütet wird. Wenn der Zyklus zu unregelmäßig wird, kann dies schwierig werden.

Kondom und *Diaphragma* können natürlich auf gewohnte Weise weiter benutzt werden. Die Verwendung der *Spirale* kann problematisch sein, denn häufig werden die Blutungen etwas stärker und halten länger an, was durch die Spirale nochmals verstärkt wird. Für die Frauen, die trotzdem mit der Spirale verhüten wollen, bietet sich die *hormonhaltige Spirale* an (siehe S. 86), die vor allem für diesen Lebensabschnitt geeignet ist, da die Blutungen mit dieser Spirale wesentlich schwächer werden und die verhütende Wirkung sogar noch zuverlässiger ist als bei der herkömmlichen Spirale.

Geeignete Verhütungsmethoden

Hormonspirale

Von der *Pille* wurde früher (und manchmal auch heute noch) behauptet, dass die Risiken (vor allem das Thrombose-Risiko) nach dem 35. Lebensjahr deutlich zunehmen. Heutzutage werden in Fachkreisen zunehmend Stimmen laut, die dafür plädieren, die am niedrigsten dosierte Pille bis nach den Wechseljahren zu neh-

Pille

men. Neben dem Verhütungseffekt hätte dies den Vorteil, dass Zyklusschwankungen und verstärkte Blutungen erst gar nicht auftreten, auch die Wechseljahresbeschwerden lassen sich damit in Grenzen halten.

Auf diese Weise bleibt es der Frau aber auch verborgen, wann die Menstruation von selber ausbleibt. Es wird eine Hormonuntersuchung nötig, um zu prüfen, ob die Wechseljahre nicht schon vorüber sind. In dem Fall empfehlen viele Ärzte, die Einnahme von Hormonen zur Osteoporose-Vorbeugung fortzusetzen. Es ist natürlich eine weit reichende Entscheidung, auf eine solche Weise in den natürlichen Verlauf des zyklischen Geschehens einzugreifen, es bedeutet einen bestimmten und bestimmenden Umgang mit dem Körper. Über weitere Vor- und Nachteile der Pille siehe S. 79f.

Schwangerschaftsabbruch oder Verhütung?

Streng genommen gehört das Thema Schwangerschaftsabbruch eigentlich nicht in einen Ratgeber über Empfängnisverhütung. Aber allzu oft wird der Abbruch als verspätete Form der Verhütung empfunden oder eingesetzt. Zwar ‹verhütet› man durch einen Abbruch die Geburt eines Kindes, aber die Empfängnis hat bereits stattgefunden und die ersten Stadien der Embryonalentwicklung wurden bereits durchlaufen.

Wo sind die Grenzen zwischen Abbruch und Verhütung?

Trotzdem kann sich die Situation ergeben, dass die Verhütung versagt hat, das Verhütungsmittel vergessen oder nicht richtig angewendet wurde und eine Schwangerschaft keineswegs geduldet werden kann.

‹Pille danach› und ‹Spirale danach›

Aber auch dann ist es noch möglich, mit den sogenannten ‹Danach-Methoden› nachträglich zu verhüten. Es gibt sowohl die ‹Pille-danach› (siehe S. 83f.), die in den ersten 48 Stunden eingenommen werden muss, als auch die ‹Spirale danach› (siehe

S. 86f.), die in den ersten sechs Tagen nach dem Verkehr eingesetzt werden muss.

Ist das nun eine frühe Form der Abtreibung?

Bei der ‹Pille danach› kann durch die Hormoneinnahme die eigentliche Befruchtung meist noch verhindert werden (abhängig vom Zeitpunkt der Einnahme nach dem Verkehr sowie vom Zeitpunkt im Zyklus bzw. dem des Eisprungs). Wenn aber schon eine Befruchtung stattgefunden hat, bewirkt diese Pille eine ganz frühe Form der Abtreibung. Bei der ‹Spirale danach› ist die Wirkung fast immer auf die Verhinderung der Einnistung der befruchteten Eizelle in die Gebärmutterschleimhaut zurückzuführen.

Bei der Beurteilung der Auswirkungen einer solchen frühen Abtreibung ist es wichtig, sich vor Augen zu führen, dass die Verbindung zwischen Seele und Körper des Ungeborenen in dem Stadium noch viel schwächer ist als nach der Einnistung und natürlich auch als nach der vollständigen Ausgestaltung des Embryos (ca. 10. Woche). Trotzdem muss dieser Aspekt bei der Wahl einer solchen Not-Verhütung berücksichtigt werden. *Frühe Abtreibung oder verspätete Verhütung?*

Wie im Kapitel über die Spirale dargestellt (siehe S. 85ff.), gelten diese Überlegungen zum Teil auch für die normale Anwendung der Spirale, da ein Teil ihrer Wirkung auf der Einnistungsverhütung beruht.

Was nun, wenn der richtige Zeitpunkt zur ‹Danach-Verhütung› verpasst wurde und sich erst nach mehreren Wochen, also nach Feststellung einer tatsächlichen Schwangerschaft, alles zu einem verzweifelten *Nein* zusammenballt?

Inzwischen ist in einigen Ländern, darunter z.B. Frankreich, Großbritannien und Schweden, eine Abtreibungspille auf dem Markt, die von der Firma Roussel Uclaf, einem Tochterunternehmen des deutschen Pharmakonzerns Hoechst, hergestellt wird. In Deutschland ist sie noch nicht zugelassen, aber es wird sicher nicht mehr lange dauern, bis sie auch hierzulande erhältlich ist (Stand: Januar 1999).

Diese Abtreibungspille mit der Bezeichnung RU 486 enthält die Substanz Mefipristone, die zusammen mit dem wehenfördernden *‹Abtreibungspille› RU 486*

Hormon Prostaglandin einen medikamentösen Schwangerschafts-abbruch verursachen kann. Das sogenannte Schwangerschafts-Schutzhormon Progesteron wird von Mefipristone in seiner Wirkung blockiert, wodurch eine Schwangerschaft bis zur 7. Woche beendet werden kann.

Dieses Verfahren erspart einer Frau, die sich für den Abbruch entschieden hat, einen operativen Eingriff sowie die dazugehörige Narkose, außerdem ist es preiswerter und psychisch weniger belastend. Das Einnehmen einer Tablette ist wesentlich bequemer als in eine Abtreibungspraxis zu gehen und sich unter Narkose die Gebärmutter ausschaben zu lassen. Aus diesen Gründen hat RU 486 viele Befürworter gefunden, die auf eine Zulassung drängen.

Es muss allerdings damit gerechnet werden, dass die Hemmschwelle zum Abbruch durch die Verfügbarkeit dieser Pille herabgesetzt werden kann. Da die Entscheidung zum Abbruch nicht selten in einem Zustand der Verzweiflung getroffen wird, kann eine überschnelle Reaktion möglicherweise bereut werden. Da Frauen in den ersten Wochen ihrer Schwangerschaft öfter in ihrer Haltung für oder gegen eine Abtreibung schwanken, kann die Erleichterung auch eine Versuchung bedeuten, der sie vielleicht zu schnell erliegen.

Abtreibung nach mehreren Wochen

Eine völlig ungeplante und ungewollte Schwangerschaft, entstanden durch ein Verhütungsversagen oder weil nicht ‹aufgepasst› wurde, kann die Frau in furchtbare Bedrängnis bringen (eine Schwangerschaft durch Vergewaltigung ist ein eigenes Thema, auf das hier bewusst nicht weiter eingegangen werden soll). Das ganze Leben, die Zukunftsplanung, die Kontakte, die Beziehungen zur Verwandtschaft, die Finanzen, alles droht von einer solchen Schwangerschaft umgeworfen zu werden. Zumindest kann es im ersten Moment so aussehen.

Was tun, wenn die große Verzweiflung ausbricht?

Wie geht man mit dieser Verzweiflung und Ablehnung um? Wie kann man verhindern, dass aus dieser Verfassung heraus voreilig gehandelt wird? Lebenswichtige Entscheidungen, die in Krisenstimmung getroffen werden, werden später oftmals bereut.

Es kommt jetzt in erster Linie darauf an, sich ein wenig Platz, Luft und klarere Sicht zu schaffen. Platz schaffen heißt, das Un-

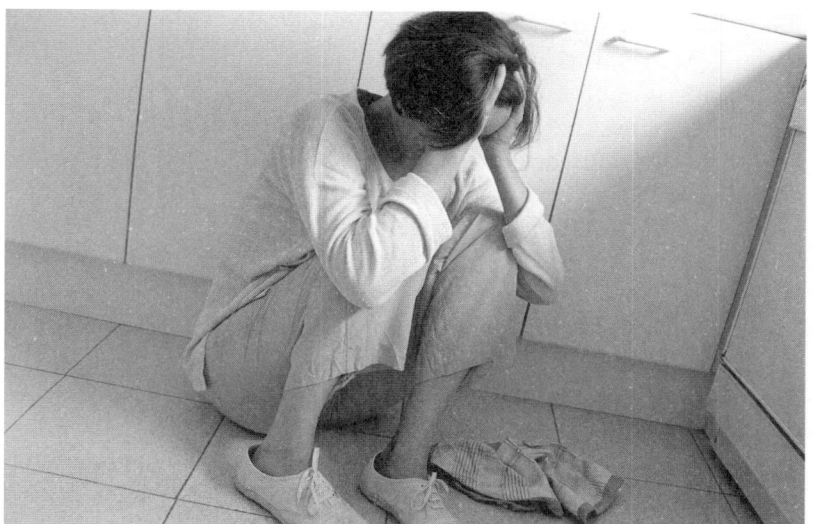

Am Boden zerstört? – Nicht immer muss die erste Ablehnung des Kindes endgültig sein. Wichtige Entscheidungen sollten nicht in einer Krisenstimmung getroffen werden.

heilsknäuel zu entwirren, so dass klar wird, woher dieses *Nein* eigentlich kommt. Gibt es vielleicht auch ein leises *Ja*, und warum? Hat das Nein mit der Beziehung zu tun, mit dem beruflichen Werdegang, mit der Verwandtschaft, mit dem Ruf? Oder mit den finanziellen und häuslichen Umständen der schon großen Familie? Es erfordert viel Kraft, sich in dieser Situation zu fragen, ob nicht auch irgendwo ein kleines *Ja* zu hören ist. Gibt es vielleicht doch einen stillen, heimlichen Wunsch nach einem Kind oder nach einer Veränderung der Lebenssituation?

Um nicht vorschnell eine Entscheidung zu treffen, ist der Versuch hilfreich, sich vorzustellen: Und was, wenn doch? Alles würde anders werden als geplant, aber wäre das wirklich eine Katastrophe? Wäre es vorstellbar, das Kind trotzdem zu bekommen?

Manche Frauen fühlen sich in ihrer Freiheit, ihrem Selbstbestimmungsrecht und ihrer Autonomie eingeengt und von dem Kind bedroht: Warum muss ich mich in meiner Lebensentfaltung von einer ungewollten Schwangerschaft bestimmen lassen?

Zerstört das Kind die Lebensplanung?

Es ist nicht möglich, Geschehenes ungeschehen zu machen. Die

Entscheidungsfreiheit ändert sich, wenn ein Dritter ins Spiel kommt. Man hat es nicht mehr nur mit der eigenen Freiheit zu tun, sondern auch mit der des anderen. So wird der Umgang mit einer unerwünschten Schwangerschaft auch zu einer sozialen Frage: Ist es zu verantworten, dass die Freiheit auf Kosten des werdenden Kindes zurückgewonnen wird?

Wann beginnt das menschliche Leben?

In unserer Gesellschaft herrscht Unsicherheit darüber, ob ein Schwangerschaftsabbruch menschlich und sozial vertretbar ist. Diese Unsicherheit kommt daher, dass wir im Grunde genommen nicht wissen, was wir bei einem Abbruch eigentlich anrichten. Menschen, für die ein vorgeburtliches Leben Realität ist, stehen dieser Frage selbstverständlich anders gegenüber als diejenigen, für die ein Menschenleben erst ab der zwölften Schwangerschaftswoche oder erst mit der Geburt anfängt und mit dem Tode endet. Woher können wir wissen, was wir tun? Welche Rolle dürfen Ahnung und Gefühl dabei spielen? Oder wollen wir es manchmal nicht wissen und sagen deshalb, wir können es nicht wissen?

Nein zur Schwangerschaft – was tun?

Wenn eine Frau trotz aller Überlegungen die Freiheit verspürt, unter den gegebenen Lebensumständen eine bereits bestehende Schwangerschaft abzulehnen, hat sie nach deutschem Recht die Möglichkeit, einen Abbruch vornehmen zu lassen.

Die Neufassung von § 218 beurteilt die Durchführung eines Abbruchs, der nicht aus kriminellen (nach Vergewaltigung) oder medizinischen Gründen indiziert ist, als rechtswidrig, aber nicht als strafbar. Nach einem Beratungsgespräch mit einem Arzt und bei einer Beratungsstelle ist von einem anderen Arzt der Abbruch vorzunehmen. Die Kosten (etwa 400 DM/200 €) sind von der Frau selbst zu tragen. Unter bestimmten Einkommensgrenzen ist eine Kostenübernahme möglich, wenn diese vor dem Eingriff beim Sozialamt beantragt wird. Ausführliche Beratungen bietet Pro Familia an (siehe S. 131), die in vielen Städten Niederlassungen hat. Für diejenigen, die aus finanziellen Gründen einen Abbruch in Erwägung ziehen, gibt es die Möglichkeit, über die üblichen Beratungsstellen (Pro Familia, Diakonisches Werk, Caritas usw.) Zuschüsse z.B. für die Erstausstattung des Kindes zu beziehen.

Ein Moment zum Nachdenken ...

Wer von einer vorgeburtlichen Existenz ausgeht, wird sich auch vorstellen können, dass schon lange vor der Befruchtung eine gewisse Beziehung zwischen dem Ungeborenen und seinen künftigen Eltern besteht. Ein stufenweises Herabsteigen ins körperliche Dasein folgt. Die Befruchtung ist eine Stufe, die nächste die Einnistung. Andere Stadien in der Embryonalentwicklung folgen, bis hin zur Geburt. Eine Verhütung, eine frühe Abtreibung z.B. durch die Spirale oder eine ‹normale› Abtreibung bedeutet, dass die Menschenseele, die sich auf den Weg gemacht hat, wieder zurückgewiesen wird. Bei einer Abtreibung könnten die Konsequenzen für diese Seele damit zusammenhängen, wie weit sie diesen Weg schon beschritten hat.

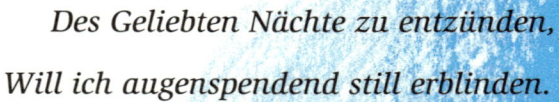

Des Geliebten Nächte zu entzünden,

Will ich augenspendend still erblinden.

Des Geliebten Atem zu umkosen

Wandelt sich mein Blut in tausend Rosen.

Des Geliebten Liebe zu erhalten

Möcht ich mich in tausend Frauen spalten,

Dass er tausendfach nur mich begehre,

Alle liebend nur mir angehöre.

Rose Ausländer
© S. Fischer Verlag

Anwendung und Wirkung einzelner Verhütungsmethoden

In diesem Kapitel sollen die einzelnen Verhütungsmethoden vorgestellt werden. Ihre Wirkungs- und Anwendungsweise wird erklärt und Fragen nach ihrer Sicherheit beantwortet. Daneben soll aber auch Wissenswertes am Rande nicht zu kurz kommen, und einige kritische Überlegungen mögen dabei helfen, eine individuelle und bewusste Wahl für diese oder jene Methode zu treffen.

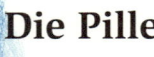

Die Pille

Momentan nimmt in Deutschland ein Drittel aller Frauen im fortpflanzungsfähigen Alter (zwischen Pubertät und Wechseljahren)
die Pille – das sind ca. 6 Millionen (weltweit ca. 80 Millionen)
Frauen. Damit ist die Pille hierzulande das meistverwendete Verhütungsmittel.

Mehr als nur
Verhütung
    Das meistverkaufte ‹Medikament› der Welt, die Pille, wird nicht
etwa zur Behandlung einer Krankheit eingenommen. Normalerweise sind es völlig gesunde Frauen, die sich für die Pille entscheiden. Bei manchen Beschwerden kann sie aber auch zur Therapie
dienen, z.B. bei zu starken Blutungen oder Menstruationsschmer-
zen, sehr unregelmäßigen Blutungen, bei Akne oder beim
prämenstruellen Syndrom.

    In den sechziger und siebziger Jahren wurde die Pille fast eupho-
risch aufgenommen, heute jedoch begegnen ihr viele Frauen mit
einer gewissen Zurückhaltung, obwohl die Zahl der Anwenderin-

Beim meistverkauf-
ten ‹Medikament›
der Welt hat der
Kampf um Markt-
anteile zu einem
fast unüberschau-
baren Angebot
vergleichbarer
Präparate geführt.

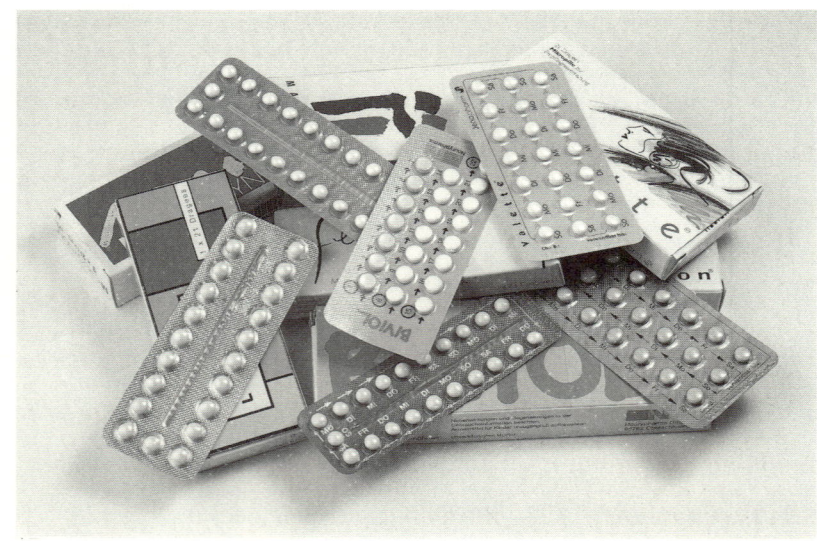

nen (noch) nicht deutlich zurückgeht. Es gibt zunehmend Frauen, die ihren Körper ungern durch Hormongaben fremdbestimmen lassen. Trotz aller Bedenken bleibt die Pille aber eines der sichersten Verhütungsmittel.

Ein Ausflug in die Geschichte

Der eigentlichen Geburt der Pille in den Vereinigten Staaten ging ein merkwürdiges Zusammenwirken von vier Menschen voraus. Die Idee, ein gutes und billiges Volksverhütungsmittel zu entwickeln, «das man schlucken kann wie Aspirin», kam von der sozial sehr engagierten *Margaret Sanger*; das Geld (zwei Millionen Dollar – und das in den fünfziger Jahren!) stammte von der reichen, damals schon älteren, feministisch aktiven *Katharine McCormick*; für die Realisierung der Idee sorgte der nicht unumstrittene Hormonforscher *Gregory Pincus*, der von den beiden Damen hierzu beauftragt wurde. Die Kenntnisse über die Substanzen und Rohstoffe hat sich der geniale Einzelkämpfer *Russell Marker* in abenteuerlicher Forschungsarbeit in Mexiko erworben.

Wie die Pille geboren wurde

Margaret Sanger (1879–1966) kam in ärmlichen Verhältnissen zur Welt. Sie hatte zehn Geschwister, und als ihre Mutter mit 50 starb, klagte sie (19 Jahre alt) ihren Vater bei der Beerdigung an: «Das hast du getan, sie ist an zu vielen Geburten gestorben!»

Nach einer Ausbildung zur Krankenschwester war sie in radikalsozialistischen Kreisen aktiv. Dort wurde auch über die sexuelle Ausbeutung und die Befreiung der Frauen gesprochen. Als Gemeindeschwester kam sie in einem Immigrantenviertel in New York in Berührung mit den Ärmsten der Armen. Als sie sah, wie verzweifelte Frauen mit vielen Kindern an den Folgen illegaler Abtreibungen starben, stellte sie ihr weiteres Leben in den Dienst der sexuellen Aufklärung und Verhütung. Wegen Verbreitung «illegaler obszöner Literatur» wurde sie mehrmals verhaftet – das Thema Verhütung war damals in Amerika ein absolutes Tabu.

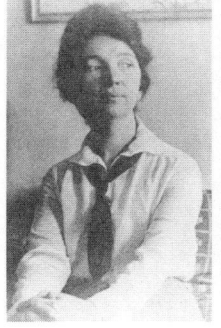

Margaret Sanger – Feministin der ersten Stunde

1916 eröffnete sie in Brooklyn die erste Klinik für Geburtenkontrolle. Diese fand sehr starken Zulauf, wurde aber schon nach zehn Tagen von Gesetzes wegen geschlossen. Margaret Sanger musste eine Gefängnisstrafe absitzen, was aber sehr ‹medienwirksam› und damit ihrem Anliegen sehr dienlich war. Auf ihre Anregung hin entstanden in den darauf folgenden Jahren und Jahrzehnten viele lokale Birth Control-Ligen, die sich später zu der ‹Planned Parenthood Federation of America› zusammenschlossen. In ihren späteren Jahren geriet sie zunehmend wegen Ideen zur selektiven Verhütung oder selektiven Abtreibung mit eugenischer Tendenz in Verruf.

Katharine McCormick – Karrierefrau mit Vermögen

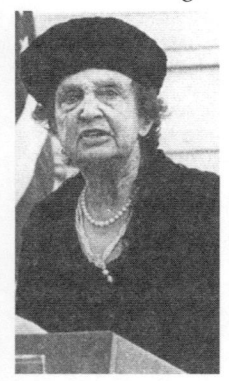

Katharine Dexter stammte aus einer sehr vermögenden Unternehmer-Familie. Sie studierte Biologie am ‹Massachusetts Institute of Technology› und schloss 1904 als eine der ersten Frauen dieses Studium erfolgreich ab. Zwei Jahre nach ihrer prunkvoll gefeierten Hochzeit mit dem Unternehmersohn, Künstler und Tennisstar Stanley McCormick zeigte sich, dass dieser an Schizophrenie litt und nicht mehr arbeitsfähig war. Das Ehepaar zog sich daraufhin auf ein Landgut zurück, Katharine kümmerte sich um ihren Mann, beschloss aber, auf Kinder zu verzichten. Dabei wuchs ihr Interesse an den Möglichkeiten zur Verhütung. Daneben setzte sie sich sehr energisch für die Einführung des Frauenstimmrechts ein.

Als Stanley McCormick 1947 starb, folgte ein jahrelanger Rechtsstreit um das Erbe, da seine Familie Ansprüche auf sein Vermögen geltend machte. Nachdem Katharine diese Auseinandersetzung für sich entschieden hatte, schrieb sie 1950 – im Alter von 74 Jahren – einen Brief an Margaret Sanger, um sich nach dem gegenwärtigen Stand der Forschung auf dem Gebiet der Empfängnisverhütung zu erkundigen und zu erfahren, wo der größte Bedarf an finanzieller Unterstützung für solche Forschungen gegeben war.

Die Folge dieses Briefes war, dass die beiden Damen 1951 Gregory Pincus zum Dinner einluden und ihm den Auftrag erteilten, ein ‹Volksverhütungsmittel› zu entwickeln, das man schlucken kann wie Aspirin.

Gregory Pincus, geboren 1903 als Sohn russisch-jüdischer Eltern und aufgewachsen auf einer Farm in New Jersey, studierte Biologie mit Schwerpunkt Genetik und Embryologie. Als junger Wissenschaftler machte er in den frühen dreißiger Jahren Schlagzeilen, als er an der Harvard-Universität Eizellen und Samenzellen von Kaninchen im Reagenzglas zur Befruchtung brachte und Kaninchenembryonen wachsen ließ. Dies waren die Anfänge der ‹In-vitro›-Fertilisation. Schwere Proteste und Vorwürfe («unmoralischer Sexualmanipulator») waren die Folge.

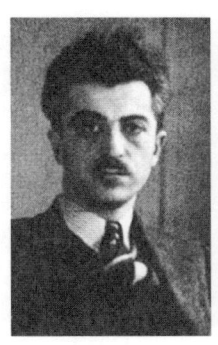

Gregory Pincus – Vater der Retortenzüchtung

Eine in Aussicht gestellte Professorenstelle wurde ihm nach diesem Skandal vorenthalten. Daraufhin machte er sich zusammen mit einem Freund selbstständig und betrieb an dem gemeinsam gegründeten privaten Institut für experimentelle Biologie Fortpflanzungsmedizin und Hormonforschung. Nachdem er von Margaret Sanger und Katharine McCormick den Auftrag zur Entwicklung einer Verhütungspille erhalten hatte, wurde das Beschaffen der Grundstoffe für die Herstellung der benötigten Hormone bald eines der größten Probleme. Die Lösung fand er im tiefsten mexikanischen Dschungel in der Person des Chemikers Russell Marker, der ihm mit exotischen Yamwurzeln weiterhelfen konnte. Als Pincus die ersten Versuche mit Hormonpräparaten an Tieren abgeschlossen hatte, traf er mit Dr. Rock, einem bekannten Gynäkologen, zusammen. Mit ihm verfolgte er die Weiterentwicklung der Pille und führte 1956 Feldversuche auf der Insel Puerto Rico durch.

Russell Marker wurde 1902 auf einer kleinen ärmlichen Farm in Maryland geboren. Sein Leben wird von Anfang an von einem fast fanatischen Durchsetzungswillen und von Beharrlichkeit geprägt. Jeglichem Widerstand zum Trotz durchlief er die Highschool und sein Chemie-Studium mit glänzendem Erfolg. Da er sich von niemandem bevormunden ließ, ist er schließlich als genialer Wissenschaftler, aber ohne akademischen Titel von der Universität abgegangen. Er war ein Einzelkämpfer, der von seinen Kollegen zwar sehr geschätzt wurde, sich aber immer wieder mit ihnen anlegte, wenn sie ihm in einer Sache widersprachen. Lieber arbeitete er nächtelang im Labor, als sich mit anderen auf einen Dialog einzulassen.

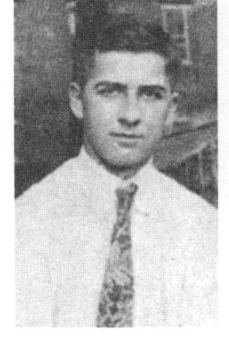

Russell Marker – Forscher und Abenteurer

Damals wurden die ersten Geheimnisse von der Wirkung und der chemischen Struktur der Hormone gelüftet, vor allem die Steroidhormone wurden intensiv erforscht. Ein Problem war, dass diese Hormone, speziell das Progesteron, nur sehr aufwendig und teuer aus Tieren gewonnen werden konnten. Marker ist es im Alleingang gelungen, nach mühevollsten und intensivsten Recherchen im mexikanischen Urwald eine Pflanze zu finden, deren Wurzeln eine Substanz enthalten, aus der genau dieses Hormon Progesteron gewonnen werden konnte.

Marker hat sich nie für den praktischen Nutzen seiner Entdeckung interessiert. Erst viel später erfuhr er, dass seine Methode zur Progesteronherstellung für eine Verhütungspille benutzt wurde. Viele Jahre arbeitete er in einem kleinen Labor in Mexiko, in dem er auch die Grundlage für die Synthese des heiß begehrten Kortisons legte. 1949 beschloss Marker nach einem sehr unerquicklichen Streit mit Pharma-Firmen, sich völlig aus Forschung und Wissenschaft zurückzuziehen. Er vernichtete alle seine Unterlagen.

Diese vier unterschiedlichsten Menschen standen am Anfang der Pillenbiographie. Trotz heftiger Proteste, vor allem von katholischer Seite, wurde die Pille in der breiten Bevölkerung schneller angenommen, als es sich sogar die Pharma-Firmen erträumt hatten.

Wie Hormone die Körperfunktionen steuern

Der Mensch – ein steuerbarer Mechanismus? Im Zentrum der Hormonforschung stand die Suche nach jenen Substanzen im Körper, die selber keine Bausteine oder Nährstoffe bestimmter Organe sind, sondern die die Tätigkeit von Organsystemen stimulieren oder hemmen können. Diese Steuersubstanzen (Hormone) werden vom Körper in bestimmten Drüsen produziert und haben eine sehr spezifische Aufgabe, die auf einzelne Organe oder Funktionen begrenzt ist.

Mit Beginn der Hormonforschung nahm die Betrachtung des menschlichen Organismus als steuerbarer Mechanismus ihren großen Aufschwung. Das Leben des Organismus erschien zunehmend erklärbar, nachdem erkannt wurde, wie die einzelnen Organfunktionen von Hormonen gesteuert werden. Damit wurde auch der Weg geebnet, in den Organismus einzugreifen. Einzelne Funktionen im Körper können gezielt stimuliert oder gebremst werden, indem bestimmte Hormone von außen zugeführt werden.

Ein wichtiger Bereich der Hormonforschung waren die Reproduktionsvorgänge und dabei speziell das Funktionieren der Eierstöcke mit ihrem monatlichen Eisprungzyklus. Mit der Erforschung des ‹hormonalen Regelsystems› des weiblichen Zyklus begannen auch die Anstrengungen, ihn zu steuern und zu lenken. Der weibliche Zyklus wurde damit zu einem manipulierbaren System.

Die Wirkungsweise von Hormonpräparaten

Im normalen weiblichen Zyklus spielen auf hormoneller Ebene Östrogen und Progesteron (ein Gestagen) die Hauptrollen. Beide werden in den Eierstöcken produziert. Die von der Hypophyse freigesetzten Hormone LH und FSH haben einen wichtigen Einfluss auf die Hormonproduktion der Eierstöcke (siehe S. 27ff.). *Hormone steuern den weiblichen Zyklus*

In der ersten Zyklushälfte (zwischen Menstruation und Eisprung) überwiegt die Wirkung des Östrogens: Die Eizelle kommt zur Reifung und die Gebärmutterschleimhaut wird aufgebaut. Nach einem kurzen und steilen Anstieg der LH- und FSH-Konzentrationen findet der Eisprung statt. Die Eizelle kommt frei. Wenn eine Befruchtung ausbleibt, geht sie nach einigen Stunden zugrunde.

Das nun leere Eibläschen wandelt sich um in den sogenannten Gelbkörper, der nun das Gelbkörperhormon Progesteron produziert. Die zweite Zyklushälfte (zwischen Eisprung und Menstruation) ist von der Progesteronwirkung geprägt: Durch diese reift die Gebärmutterschleimhaut für eine eventuelle Einnistung einer befruchteten Eizelle heran und der Schleim am Muttermund wird undurchlässig für Spermien.

Diese beiden Hormone, Östrogen und Gestagen, bilden – synthetisch hergestellt – die wirksamen Substanzen der Pille. Bei den üblichen Einphasen-Pillen (siehe S. 77) sind in jeder Tablette beide Hormone vertreten. *Was bewirken die Hormone in der Pille?*

Östrogen verhindert den Eisprung (Ovulation), indem es den Anstieg der Hypophysenhormone unterdrückt.

Gestagen sorgt für die schon erwähnte Veränderung des Schleims im Gebärmutterhalskanal und bewirkt, dass dieser für Samenzellen undurchlässig wird – wie es während der zweiten Hälfte eines normalen (pillenlosen) Zyklus üblich ist. Außerdem wird die Fähigkeit der Eileiter, eine Eizelle zu transportieren, unter dem Einfluss von Gestagenen so gehemmt, dass eine befruchtete Eizelle nicht oder nur schlecht in Richtung Gebärmutter befördert werden kann. Und schließlich beeinflusst das Gestagen den Aufbau der Gebärmutterschleimhaut und verhindert damit, dass sich eine befruchtete Eizelle erfolgreich einnisten kann.

Wenn nach 21 Tagen regelmäßiger Pilleneinnahme die Gebärmutterschleimhaut aufgebaut ist und danach sieben Tage Einnahme-Pause folgen, wird ca. 3 Tage nach der letzten Pilleneinnahme eine Abbruchblutung eintreten, die in der Regel schwächer, kürzer und weniger schmerzhaft ist als eine normale Monatsblutung.

Anwendung

In Deutschland wird die Pille nur auf Rezept verkauft und es werden halbjährliche gynäkologische Untersuchungen empfohlen. Zwar werden ab und zu Stimmen laut, die einen freien Verkauf fordern, da die Pille nicht mehr Nebenwirkungen hat als z.B. Aspirin. Dafür greift sie aber tief und dauerhaft in den weiblichen Organismus ein.

Nur bei regelmäßiger Einnahme ist eine sichere Verhütung gewährleistet

Man beginnt mit der Einnahme am ersten Tag der Blutung. Die Pille muss täglich genommen werden, damit ein zuverlässiger Empfängnisschutz gegeben ist. Es ist zwar nicht notwendig, dass sie jeden Tag exakt zur gleichen Stunde eingenommen wird, jedoch immer abends oder immer morgens. Nach der Einnahme aller 21 Tabletten einer Packung wird eine Woche Pause eingelegt, in der die Abbruchblutung eintritt. Die Schutzwirkung ist bereits im ersten Monat gegeben.

Wird die Pille einmal vergessen, sollte in der Packungsbeilage

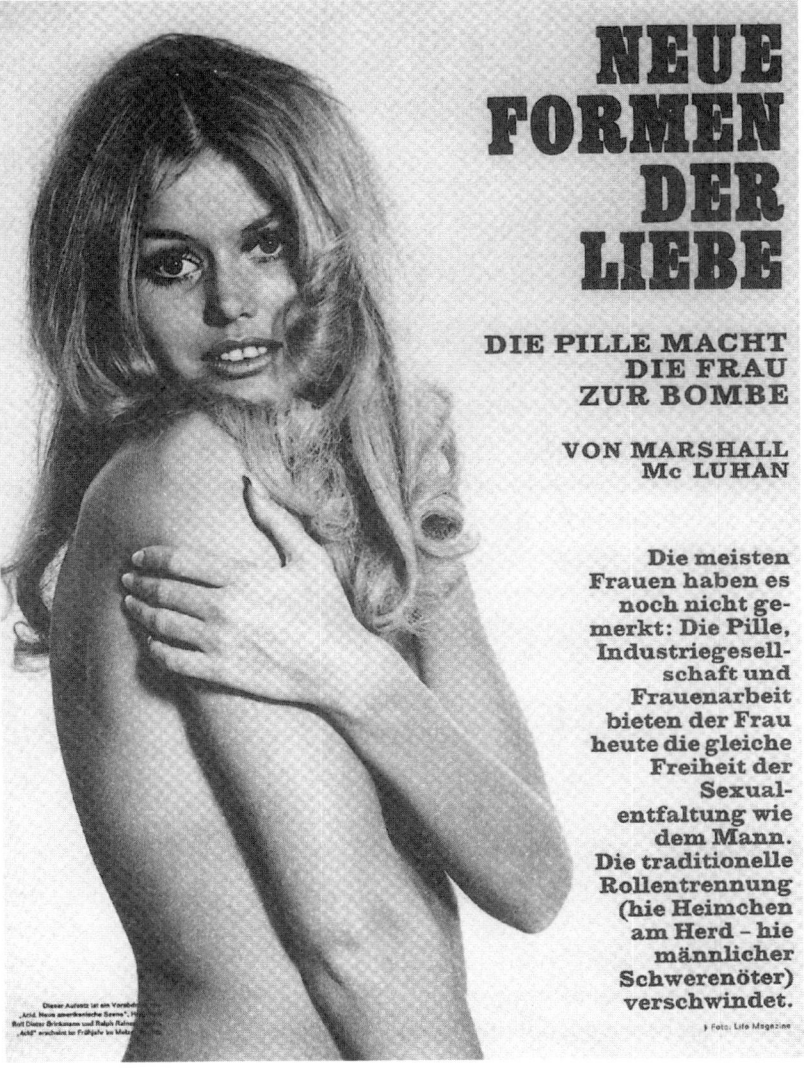

NEUE FORMEN DER LIEBE

DIE PILLE MACHT DIE FRAU ZUR BOMBE

VON MARSHALL Mc LUHAN

Die meisten Frauen haben es noch nicht gemerkt: Die Pille, Industriegesellschaft und Frauenarbeit bieten der Frau heute die gleiche Freiheit der Sexualentfaltung wie dem Mann. Die traditionelle Rollentrennung (hie Heimchen am Herd – hie männlicher Schwerenöter) verschwindet.

› Foto: Life Magazine

Befreiung der Frau durch die Pille oder Degradierung zum Lustobjekt? Nichts könnte die Zwiespältigkeit des neu entstandenen Frauenbildes deutlicher zum Ausdruck bringen als dieses Titelbild aus den sechziger Jahren.

nachgelesen werden, was zu tun ist (dies ist abhängig von der Sorte). Die meisten der üblichen Pillenpräparate können, wenn man den üblichen Zeitpunkt verpasst, auch noch bis zu 12 Stun-

Was tun, wenn die Pille einmal vergessen wurde?

den später eingenommen werden, ohne dass dies die Wirkung beeinträchtigt. Die nächste Pille sollte wieder zum gewohnten Zeitpunkt genommen werden.

Wenn in den ersten 14 Tagen nach der Menstruation die Pille einmal ganz vergessen wurde, sollte die Einnahme zwar fortgesetzt werden, man sollte zusätzlich zur Pille aber noch ein anderes Verhütungsmittel (Kondom) verwenden. Wird die Pille während der letzten sieben Tage vergessen, wird ihre verhütende Wirkung (angeblich) nicht beeinträchtigt; es können aber Zwischenblutungen eintreten. Die Pillenpackung sollte jedenfalls immer aufgebraucht werden.

Wirkt die Pille bei einer Krankheit noch zuverlässig? Bei Magen-Darm-Infekten mit Durchfall und/oder Erbrechen kann die Wirkung der Pille herabgesetzt werden, sodass eine zusätzliche Verhütung empfehlenswert ist. Das Gleiche gilt, wenn neben der Pille andere Medikamente eingenommen werden, da z.B. manche Antibiotika die Wirkung der Pille vermindern können. Im Einzelfall sollte man eine Ärztin oder einen Arzt befragen.

Die früher empfohlenen Pillenpausen (jedes Jahr zwei Monate aussetzen) sind bei den modernen, niedrig dosierten Pillen nicht mehr nötig.

Nach Absetzen der Pille setzt meistens wieder ein normaler Zyklus mit Eisprung ein. Es kann aber auch 2 bis 3 Jahre dauern, bis sich wieder eine Normalisierung einstellt.

Durch die Pille lässt sich der Zyklus beliebig steuern Dadurch, dass die Monatsblutung unter Pilleneinnahme keine normale Monatsblutung mehr ist, sondern eine Pillen-gesteuerte Abbruchblutung, lässt sich der Zeitpunkt der Blutung auch relativ beliebig verschieben (sodass er am Wochenende oder gerade dann nicht erfolgt, damit er nicht in den Urlaub fällt usw.). Dies lässt sich steuern, indem man die Pille länger nimmt (gegebenenfalls einmal die Pause ausfallen lassen), früher absetzt (maximal 3 bis 4 Tage) oder die Pause verkürzt.

Wenn bei korrekter Einnahme der Pille die Regelblutung ausfällt, hat dies meist harmlose Ursachen und kann sogar bei niedrig dosierten Pillen öfter vorkommen. Es kann allerdings auch ein

Anzeichen für eine Schwangerschaft sein. Eine Rückfrage bei der Ärztin oder beim Arzt kann sinnvoll sein.

Tritt trotz Pille eine Schwangerschaft ein und die Pille wird noch einige Zeit weitergenommen, hat dies – soweit dies heute bekannt ist – keine negativen Folgen für das Ungeborene.

Schwangerschaft trotz Pille – hat das Nachteile für das Kind?

Von mancher Seite wird behauptet, dass die Pille während der Stillzeit bedenkenlos genommen werden dürfe. Einerseits kann sie aber die Milchproduktion reduzieren, andererseits werden geringe Hormonmengen über die Milch zum Kind gelangen, das auf diesen Nahrungszusatz gerne verzichtet (siehe S. 56f.).

Zusammensetzung

Es gibt in Deutschland ca. vierzig verschiedene Pillenpräparate auf dem Markt. Ihr Preis liegt zwischen 8 und 15 DM/4 und 7,5 € pro Monat. Je nach Hormonzusammensetzung sind vier Pillen-Arten zu unterscheiden:

- Die gängigste Pille ist die Einphasenpille, bei der in allen 21 Pillen das gleiche Östrogen-Gestagen-Verhältnis besteht.
- Bei der Stufenpille ändert sich das Verhältnis der beiden Hormone nach ca. 10 Tagen, um damit dem natürlichen Zyklus-Verlauf näher zu bleiben. Es gibt Zwei- und Dreistufenpillen.
- Bei der Zweiphasenpille werden in der ersten Woche nur Östrogene genommen und danach eine Kombination von Östrogen und Gestagen.
- Die Gestagen-Pille (Minipille) enthält nur Gestagen, sie wird z.B. in der Stillzeit bevorzugt eingesetzt und soll durchgehend ohne Pause genommen werden. Auch die Drei-Monats-Spritze (die sogenannte Injektionspille, siehe S. 83) enthält nur Gestagen.

Vier Typen von Pillen – auf die Zusammensetzung kommt es an!

Die Zusammensetzung der Einphasenpillen unterscheidet sich nach der Dosierung der Östrogen-Komponente und nach der Art der Gestagen-Komponente.

Beim Östrogen handelt es sich bei fast allen Pillen um ‹Ethinylestradiol›. In jeder sogenannten Mikropille (die am meisten verbreitete, ‹normale› Pille) sind davon 30 bis 35 µg enthalten (u.a. Microgynon, Femigoa, Marvelon, Minisiston, Valette, Femovan, Minulet), in den sehr niedrig dosierten neueren Pillen nur 20 µg (u.a. Lovelle, Leios, Eve 20, Miranova), einige ältere Pillen enthalten 50 µg (u.a. Neo-Eunomin, Certostat).

Bei den verwendeten Gestagenen gibt es im Wesentlichen drei Hauptgruppen:

- Levonorgestrel (u.a. Femigoa, Microgynon, Minisiston, Leios, Miranova)
- Dienogest (Valette) und Norethisteron (u.a. Eve 20)
- Desogestrel und Gestoden (u.a. Marvelon, Minulet, Femovan, Lovelle).

Auch diese trifft man in unterschiedlichen Dosierungen an.

Thrombose- und Krebsgefahr – besteht ein ernsthaftes Risiko? Desogestrel und Gestoden kamen 1995 in die Schlagzeilen, als Studien glaubhaft machen wollten, das Thrombose-Risiko (Blutpfropfbildung) sei bei der Pille mit diesen Gestagenen deutlich höher als bei Levonorgestrel-haltigen Pillen. Obwohl die Aussagekraft dieser Studien international sehr umstritten war, veranlasste das deutsche Bundesinstitut für Arzneimittel und Medizinprodukte (BfArM, die Nachfolge-Institution des Bundesgesundheitsamtes) eine Änderung der Beipackzettel dieser Pillen. Sie durften an Frauen unter 30 nicht mehr neu verabreicht werden. Diese Maßnahme musste inzwischen wieder zurückgenommen werden, nachdem neuere Studien belegten, dass die verwendete Art des Gestagens keine erhöhte Thrombose-Gefahr mit sich bringe.

Im selben Jahr kam auch die Pille ‹Diane 35› (mit dem Gestagen Cyproteronacetat) in Verruf, als Studien auf die vermehrte Entstehung von Leberkrebs hindeuteten. Sie wurde häufig bei Frauen mit Hautproblemen wie Akne, Bart- und Haarwachstum an Beinen und Armen, Haarausfall sowie fettige Haut verschrieben, die auf eine Überproduktion von männlichen Hormonen zurückzuführen sind. Das BfArM widerrief daraufhin die Zulassung als Verhütungsmittel, ‹Diane 35› darf seitdem nur noch als Medikament bei hormonellen Störungen eingesetzt werden.

Besteht jedoch der Wunsch, neben der Verhütung gleichzeitig auch Hautprobleme zu behandeln, kann dies bei der Wahl des Gestagens dennoch berücksichtigt werden: Das Dienogest (Valette) und das Chlormadinonacetat (Neo-Eunomin) sind dafür geeignet.

Was verändert sich durch die Einnahme der Pille?

Abgesehen von der erwünschten verhütenden Wirkung hat die Pille noch einige andere Auswirkungen auf den Organismus. Diese sind zu unterscheiden in:

- unerwünschte Nebenwirkungen,
- positiv bewertete ‹Begleiterscheinungen›,
- wenig beachtete Veränderungen.

Die Nebenwirkungen umfassen ein ganzes Spektrum von Befindlichkeitsstörungen bis hin zu lebensbedrohlichen Komplikationen. *Unerwünschte Nebenwirkungen*
    Nicht selten wird über Kopfschmerzen, Übelkeit, Gewichtszunahme, Wassereinlagerungen (eher Östrogen-bedingt) sowie Müdigkeit, Antriebslosigkeit und (sexuelle) Lustlosigkeit (eher Gestagen-bedingt) berichtet. Bei Frauen, die die Pille nehmen, kann es häufiger zu einer Pilzinfektion der Scheide kommen. Eine Zunahme der Spannung (bis hin zum Schmerz) und der Größe der Brust ist möglich, ebenso eine verminderte Produktion von Tränenflüssigkeit, sodass Probleme beim Tragen von Kontaktlinsen entstehen können.
    Gefährlich ist die etwas erhöhte Thrombose-Anfälligkeit (Entstehung eines Blutgerinnsels in der Blutbahn, meist im Bein) durch die Pille, vor allem bei Frauen mit entsprechender Veranlagung (wenn es in der Familie häufig zu Thrombosen kam) sowie bei Raucherinnen, Frauen mit Übergewicht und/oder Bluthochdruck und bei Frauen über 35 Jahren. Bei diesen Risikogruppen steigt auch die Häufigkeit von Lungenembolie und Herz-Komplikationen (z.B. Infarkt). Hieraus leiten sich auch die Gegenanzeigen ab wie Herz-Kreislauferkrankungen, Blutgerinnungsstörungen, Stoffwechselerkrankungen, Übergewicht, Rauchen etc. *Ernsthafte Komplikationen sind selten*

Trotz dieser relativ langen Liste an unerwünschten Nebenwirkungen (siehe auch den Beipackzettel) wird die Pille von den meisten Frauen gut vertragen. Eventuelle Nebenwirkungen werden hingenommen. Das immer wieder diskutierte Krebs-Risiko der Pille scheint nach neueren statistischen Erhebungen widerlegt zu sein. Inzwischen gibt es sogar Studien, nach denen das Risiko, an Eierstockkrebs zu erkranken, mit der Dauer der Pillen-Einnahme abnimmt.

Positive Begleit-erscheinungen Positiv bewertete Begleiterscheinungen, die auftreten können, aber nicht müssen, sind:

* weniger Schmerzen bei der Regelblutung (auch der sogenannte ‹Mittelschmerz› verschwindet),
* die Blutung dauert nicht mehr so lange und wird weniger stark,
* die prämenstruellen Beschwerden nehmen (etwas) ab,
* Eierstockzysten treten seltener auf,
* Haut- und Haarprobleme (Akne und zunehmende Behaarung) können mit speziell dafür geeigneten Pillen gemildert werden.

Wenig beachtete Veränderungen Eine weniger beachtete Veränderung, die mit der Pillen-Einnahme zusammenhängt, besteht darin, dass der ‹Monats-Rhythmus› zum ‹Monats-Takt› wird. Normalerweise dauert der Monatszyklus ca. 28 Tage, es gibt aber fast immer gewisse Schwankungen von einigen Tagen, zum Beispiel unter dem Einfluss von Stress oder wenn man auf Reisen ist. Manchmal bleibt die Blutung sogar völlig aus. In diesen Schwankungen drückt sich vielleicht auch etwas von der Beziehung zwischen Seele und Körper aus; die Seelenverfassung kann sich unter anderem über die Monatsblutung mitteilen. Unter dem Einfluss der Pille wird der individuelle Rhythmus unterdrückt.

Schwankende Rhythmen – eine Laune der Natur? Auch aus anderen Bereichen der Natur und der Medizin wissen wir, dass kleinere Schwankungen in den natürlichen und körperlichen Rhythmen wie z.B. dem Herzschlag ein Ausdruck von Gesundheit sind (siehe S. 32). Wenn diese Schwankungen zu gering werden (und z.B. die Herzfrequenz wie ein mechanischer Takt erscheint), kann sich darin eine Krankheit ankündigen. Bei der Einnahme der Pille ist der Zeitpunkt der Blutung nicht mehr von der inneren Uhr und dem Körper-Seelen-Gefüge abhängig, sondern von der pillenbedingten Hormonsteuerung. Diese ist auf einen 28-Tage-Takt eingestellt. Dieser künstliche Zyklus hätte genauso gut auf 25 oder 35 Tage festgelegt werden können, aber mit 28 Tagen ähnelt er eher der natürlichen Situation.

Ein Moment zum Nachdenken …

Was bedeutet die Veränderung des monatlichen Zyklus für Seele und Körper? Wird der Seele eine Ausdrucksmöglichkeit genommen? Und welches Verständnis vom eigenen Körper entsteht durch diese Manipulation des natürlichen Zyklus?

Manipulieren, um zu funktionieren – muss das sein?

Das Verständnis vom weiblichen Organismus, das einen inneren Zusammenhalt von Körper, Seele und Geist voraussetzt, weicht zunehmend dem eines ‹Systems›, das einstellbar, regulierbar und steuerbar ist (alles dies sind Eigenschaften aus der Mechanik oder Computertechnik). In einer Gesellschaft, in der (männliche) Ideale wie Planbarkeit, Zuverlässigkeit und Unabhängigkeit hoch angeschrieben sind, wird ein daran orientiertes weibliches Selbstverständnis positiv bewertet. Trotzdem kann dies weit reichende Folgen für die innere Autonomie und das Selbstwertgefühl der Frau haben.

Neben dem beweglichen Rhythmus verschwindet mit der Pilleneinnahme noch ein anderer wesentlicher Aspekt des weiblichen Zyklus, nämlich der qualitative Unterschied zwischen der ersten und zweiten Zyklushälfte. Wie schon beschrieben (siehe S. 27ff.), ist die erste Zyklushälfte charakterisiert durch den Aufbau der Gebärmutterschleimhaut, und die Seelenverfassung ist eher unternehmungsfreudig und nach außen orientiert.

Der Unterschied zwischen den Zyklushälften verschwindet

Die zweite Hälfte, in der der Umbau, die Reifung und Ausgestaltung der Schleimhaut stattfindet, ruft bei vielen Frauen seelisch eher eine gewisse Nachdenklichkeit, ein reflektierendes Nach-innen-Gekehrtsein und ein Ruhe-Bedürfnis hervor. Die körperliche Schwere wird schneller zur Last. Wenn die Merkmale dieser zweiten Hälfte zu stark ausgeprägt sind (unterschiedliche Ursachen sind möglich), kann daraus das manchmal sehr unangenehme prämenstruelle Syndrom werden.

Die ‹moderne Frau› – Ergebnis einer männlich dominierten Gesellschaft?

Diese körperlich vorgegebenen rhythmischen Schwankungen zwischen nach außen orientiertem Aufbau und nach innen orientierter Reifung und Umbau kann als eine der Grundlagen der weiblichen Kreativität und Fruchtbarkeit (nicht nur in körperlicher Beziehung) gedeutet werden. Gerade dieser rhythmische Wechsel im Verhältnis Innenwelt-Außenwelt hat sich als fruchtbar erwiesen, auch in der Gestaltung des eigenen Lebens sowie im sozialen Bereich.

Durch die Pille gibt es keinen Unterschied mehr zwischen erster und zweiter Zyklushälfte, da kein Eisprung stattfindet. Damit bleiben auch die Schwankungen im Seelischen aus. Neben den qualitativen Unterschieden zwischen beiden Zyklushälften werden auch die zeitlich-rhythmischen Schwankungen durch die Pillen-Einnahme beseitigt. Das ‹Unberechenbare› – im positiven Sinne – der weiblichen Natur nimmt dadurch deutlich ab. Man kann den Eindruck bekommen, dass diese weibliche Natur den Normen der modernen, berechenbaren Gesellschaft angepasst wird.

Man stelle sich folgendes Bild vor: 80 Millionen Frauen nehmen die Pille, sie sind alle durch den Takt der Pharma-Industrie ‹gleichgeschaltet›. Dem könnte ein vielfältig bewegtes Meer von Frauen gegenüberstehen, die alle ihren individuellen Zyklus mit eigenen Variationen haben.

Andere Formen der hormonalen Verhütung

Neben der üblichen Pille gibt es noch drei andere Formen der hormonalen Verhütung:

- Die Minipille (nicht zu verwechseln mit der Mikropille, der normalen, oben besprochenen Pille) enthält nur Gestagene. Sie verhütet primär durch ihren Einfluss auf den Muttermundschleim, indem sie diesen zäh und undurchgängig für Samenzellen werden lässt. Sie verhindert nicht unbedingt einen Eisprung und kann unregelmäßige Zwischenblutungen verursachen. Diese Pille wird ununterbrochen genommen, also ohne die übliche Pausen-Woche. Vor allem in der Stillzeit wird sie eingesetzt, da sie keine Östrogene enthält, die die Milchproduktion vermindern. *Minipille und Drei-Monats-Spritze*
- Die Drei-Monats-Spritze ist ein Gestagen-Langzeit-Depot. Es wird alle drei Monate in die Gesäßmuskulatur injiziert und hat eine ähnliche Wirkung wie die Minipille. Der ‹Vorteil› ist, dass nicht an die tägliche Pille gedacht werden muss.
- Die ‹Pille danach› kann eine eventuell erfolgte Befruchtung nicht mehr ungeschehen machen und ist damit nicht direkt als Verhütungsmittel anzusehen. Es handelt sich bei ihr um eine Östrogen-Gestagen-Kombination in Form von vier Tabletten. Nach einem ungeschützten oder ungenügend geschützten Verkehr müssen die beiden ersten Tabletten innerhalb von 48 Stunden eingenommen werden, die anderen beiden 12 Stunden später. Als Nebenwirkung kann in seltenen Fällen Übelkeit und gegebenenfalls Erbrechen auftreten. *Die ‹Pille danach› als Notlösung*

Wenn es schon zu einer Befruchtung gekommen ist, wird die Einnistung der befruchteten Eizelle in die Gebärmutterschleimhaut mit der ‹Pille danach› verhindert. In diesem Sinne kann ihre Wirkung vielleicht sogar als ein sehr früher Abbruch betrachtet werden. Hat noch kein Eisprung stattgefunden, kann dieser durch die ‹Pille danach› verhindert werden. Die Versagerquote liegt bei ca. 1 bis 2 Prozent. Die Pille danach kann nur ärztlich verordnet werden oder ist über einige Pro Familia-Beratungsstellen zu beziehen.

Die ‹Pille danach›
sollte nicht zur
Dauerlösung wer-
den

Diese Form der Verhütung war längere Zeit in Verruf oder tabu, dabei handelt es sich um eine gut handhabbare Lösung für Notfälle oder Ausrutscher, die bei vielen Frauen noch wenig bekannt ist. Die Autonomie der Frau – wenn es aus Versehen passiert ist, muss sie sich nicht gleich dem Schicksal ausgeliefert fühlen – kann durch einen kritischen Umgang mit dieser Methode erhöht werden. Natürlich sollte es aber nicht zur Dauerlösung werden. Momentan wird an einer ‹Pille danach› gearbeitet, die nur Gestagen enthält, mit einer ähnlichen Wirkung, aber wesentlich weniger Nebenwirkungen.

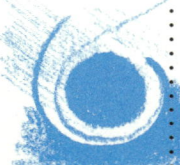

Ein Moment zum Nachdenken …

Die Pille ist sicher und einfach anzuwenden. Sie hat viele Frauen von dem Joch ungeplanter Schwangerschaften befreit. Sie hat einen Durchbruch im öffentlichen Umgang mit dem Thema Verhütung, Sexualität und Fortpflanzung herbeigeführt. Täglich nehmen ca. 80 Millionen Frauen die Pille und hoffen, dadurch eine gewisse sexuelle Autonomie und Freiheit zu erlangen. Diese Vorteile werden erkauft mit einer Beeinflussung ihrer weiblichen Natur. Ein wesentlicher Aspekt des Zyklus, nämlich der bewegliche Rhythmus mit den gegensätzlichen Zyklushälften, fällt weg. Die Monatsblutung wird planbar, was seine positiven, aber auch seine bedenklichen Seiten hat.

Jemand kann sich nur bewusst für oder gegen etwas entscheiden, wenn er die Konsequenzen beider Möglichkeiten kennt und zu einem eigenen Urteil gelangt. Nur die Pille zu nehmen, weil es so einfach und sicher ist, entspricht nicht mehr der kritischen Einstellung unserer aufgeklärten Gesellschaft. Auch in der Medizin wird die Notwendigkeit und die Bedenkenlosigkeit von Manipulationen am eigenen Körper zunehmend kritisch hinterfragt.

Die Spirale

Wer sich nicht viel mit dem Thema Verhütung beschäftigen möchte, dennoch gut, aber nicht endgültig verhüten will und außerdem seinen natürlichen Zyklus bewahren möchte, entscheidet sich oft für die Spirale.

Die Spirale wirkt im Gegensatz zur Pille nur vor Ort – in der Gebärmutter. Der Monatsrhythmus wird durch die Spirale nicht beeinflusst, wohl aber können Stärke und Dauer der Blutung zunehmen. Einmal eingelegt, kann sie abhängig von der Art der Spirale 3 bis 5 Jahre im Körper bleiben. Während dieser Zeit braucht über Verhütung nicht mehr nachgedacht werden. Etwa 8 Prozent der Frauen im gebärfähigen Alter benutzen die Spirale.

Gezielte Verhütung mit der Spirale

Wirkungsweise

Alle heutigen Spiralen sind (bis auf die unten beschriebene hormonhaltige Spirale) Kupferspiralen, d.h. sie sind mit einem dünnen Kupferdraht umwickelt. Sie haben eine zweifache Wirkung:

- Durch die Fremdkörperwirkung der Spirale, verstärkt durch die Wirkung der frei werdenden Kupferteilchen, die eine Lähmung der Spermien verursachen, entsteht ein ständiger entzündlicher Reizzustand in der Gebärmutterhöhle, der bis in die Eileiter hineinreicht. Hierdurch werden die Samenzellen so weit geschädigt, dass sie ihren Weg zur Eizelle nicht vollenden können und absterben. Es kann somit keine Befruchtung mehr stattfinden.
- Falls es einigen Samenzellen dennoch gelingen sollte, bis zu den Eierstöcken vorzudringen und dort eine eventuell vorhandene Eizelle zu befruchten, wird diese innerhalb von ca. 6 Tagen durch den Eileiter in die Gebärmutterhöhle gelangen. Ihre Einnistung wird jedoch durch die mechanische Wirkung der Spirale auf die Gebärmutterschleimhaut verhindert. Das 6 Tage alte Embryo stirbt ab und wird mit der nächsten Menstruationsblutung (ca. eine Woche später) ausgeschieden.

Doppelte Wirkung: Lähmung der Spermien und Einnistungsverhütung

Fakten, Fakten, Fakten

Ein Fremdkörper im Unterleib – für viele ein abschreckender Gedanke

Obwohl auch in der älteren Überlieferung schon von Gegenständen in der Gebärmutter gesprochen wird, die der Spirale vergleichbar sind, ist es aus heutiger Sicht nicht sehr wahrscheinlich, dass sich die Frauen damit besonders wohl fühlten. Erst vor ca. 40 Jahren wurde mit der Weiterentwicklung der Spirale begonnen: Moderne Kunststoffe, hygienisch-sterile Handhabung und vor allem die spätere Möglichkeit, mittels Ultraschall die Lage der Spirale zu überprüfen, machten sie zu einem relativ sicheren und verträglichen Verhütungsmittel und trugen zu einer zunehmenden Akzeptanz und Verbreitung bei. Trotzdem gibt es eine große Anzahl von Frauen, die die Vorstellung, einen Fremdkörper im Unterleib zu haben, nicht ertragen können und deshalb die Spirale ablehnen.

Man vermutet, dass die erstgenannte Wirkungsweise, bei der die Bewegungsfähigkeit der Spermien beeinträchtigt wird, die weitaus wichtigere ist und eine Einnistungsverhütung deutlich seltener vorkommt.

Die Gestagen-Spirale – sicher wie die Pille

Eine Neuentwicklung ist die *Gestagen-Spirale*, die statt Kupfer ein kleines Hormondepot enthält, das täglich kleinste Mengen Gestagen abgibt. Auch diese Spirale kann 5 Jahre liegen bleiben. Vor allem für Frauen, die die normale Spirale wegen zu starker oder lang anhaltender Blutungen nicht vertragen, ist diese Hormonspirale geeignet. Durch die örtlich begrenzte Hormonwirkung wird der Aufbau der Gebärmutterschleimhaut gehemmt. Damit wird auch die Blutung wesentlich schwächer, bei manchen Frauen bleibt sie sogar völlig aus. Zugleich erhöht sich die verhütende Wirkung dieser Spirale und liegt damit im Bereich der Pille. Der Preis dieser Spirale ist etwa doppelt so hoch wie der einer Kupferspirale (vgl. S. 49).

Speziell auf die Einnistungsverhütung wird bei der ‹Spirale danach› vertraut. Wenn es für die ‹Pille danach› (siehe S. 83f.) zu spät ist, kann bis zu sechs Tage nach einem ungeschützten Verkehr eine Spirale eingelegt werden – wenn auch weiterhin eine Verhütung gewünscht wird.

Die Sicherheit der üblichen Kupferspirale liegt bei einem Pearl-Index von 1 bis 3: Wenn hundert Frauen ein Jahr lang mit der Spirale verhüten, werden statistisch gesehen eine bis drei Frauen schwanger.

Die ‹Spirale danach› – wenn es für alles andere zu spät ist

Das Einsetzen der Spirale

Die Spirale ist T-förmig und wird, meist während der Monatsblutung, in die Gebärmutterhöhle eingeführt. Zu diesem Zeitpunkt ist der Gebärmutterhals etwas weiter geöffnet und das Einsetzen der Spirale lässt sich leichter und weniger schmerzhaft durchführen. Außerdem signalisiert die Blutung, dass ziemlich sicher keine Schwangerschaft vorliegt.

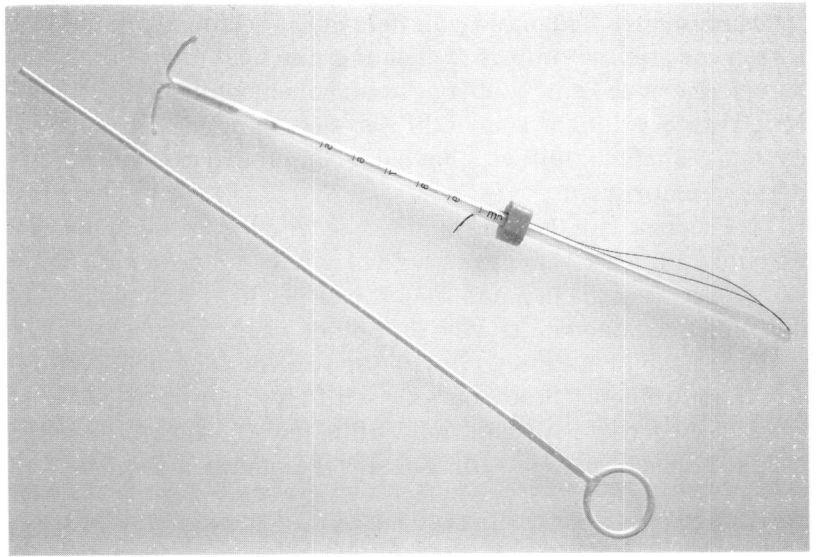

Kupferspirale mit Einführungsbesteck

Was Sie unbedingt wissen sollten ...

Für viele ist es entscheidend, ob die Einnistungsverhütung als frühe Abtreibung zu betrachten ist. Die Konzeption, die Befruchtung der Eizelle durch die Samenzelle hat stattgefunden, aber die Einnistung noch nicht. Wann fängt die Schwangerschaft an, wann beginnt das menschliche Leben?

Verhütung durch Abtreibung

Es kommt häufig vor, dass einer Befruchtung eine so frühe Fehlgeburt nachfolgt, dass die Frau nicht einmal bemerkt, dass sie schwanger war. Die Spirale verhindert, dass eine direkte Verbindung zwischen Embryo und Mutterleib zustande kommt. Die Einnistung markiert einen deutlichen Inkarnationsschritt. Jeder wird selbst entscheiden müssen, welche Bedeutung er diesem Unterschied beimisst!

Ein Routine-Eingriff – aber nicht ganz schmerzfrei

Der Muttermund wird mit einer Zange festgehalten, dann wird eine Sonde in den Gebärmutterhalskanal und die Gebärmutterhöhle eingeführt, um die Spirale in die richtige Lage zu bringen.

Das Einsetzen der Spirale ist immer etwas schmerzhaft, es kann jedoch meist ohne örtliche Betäubung durchgeführt werden. Bei Frauen, die noch keine Kinder geboren haben, können die Schmerzen etwas schlimmer sein, weil der Gebärmutterhalskanal sehr eng ist. Manchmal hilft es, eine halbe Stunde zuvor ein Schmerzmittel einzunehmen.

Das Fädchen, mit dem die Spirale wieder entfernt werden kann, wird nun auf 1 bis 2 cm gekürzt. Bei der Selbstuntersuchung kann es ertastet werden. Es kann auch hochrutschen, was aber nicht unbedingt bedeuten muss, dass die Spirale nicht mehr richtig sitzt.

Die Kontrolle der richtigen Lage

Gleich nach dem Einsetzen wird die Lage der Spirale mit Ultraschall kontrolliert. Diese Kontrolle wird zwei und sechs Wochen danach wiederholt. Anschließend sollte jeweils halbjährlich eine weitere Lagekontrolle mit Ultraschall vorgenommen werden.

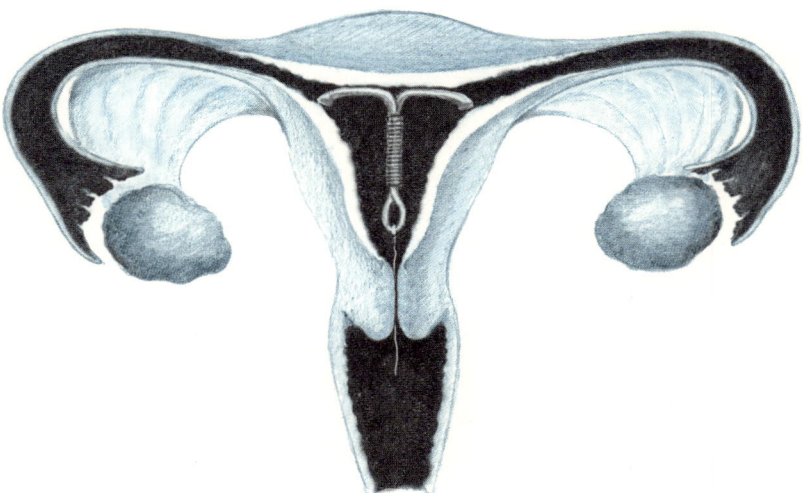

Nebenwirkungen

Mögliche Nebenwirkungen der Spirale sind, neben der schon erwähnten stärkeren, länger andauernden und/oder schmerzhafter
werdenden Periode, ein leicht erhöhtes Risiko einer Infektion im
Genitalbereich, ein etwas erhöhtes Risiko einer Eileiterschwanger-
schaft und (selten) eine unbemerkte Spiralenverlagerung mit Abnahme der Verhütungssicherheit.

Dank moderner Spiralen und verbesserter hygienischer Bedingungen sind die früher häufig aufgetretenen Infektionen seltener
geworden. Wegen der Gefahr einer Eileiterentzündung mit an-
schließendem Eileiterverschluss und Unfruchtbarkeit wurde Frau-
en, die noch keine Kinder geboren haben, bis vor kurzem noch
von der Spirale abgeraten. Heute setzt sich zunehmend die Meinung durch, dass diese Einschränkung nicht mehr nötig ist, da von
den modernen Spiralen kaum noch ein solches Risiko ausgeht.

Im Hinblick auf das erhöhte Infektionsrisiko durch die Spirale
sollte auch bedacht werden, dass man sich bei wechselnden Sexu-

*Sinkendes
Infektionsrisiko
durch verbesserte
Spiralen*

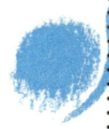

Kennen Sie folgendes Problem?

Abgesehen von der Frage nach der eventuellen frühen Abtreibung wirft die Spirale noch weitere Fragen auf:

• *Was könnte die Auswirkung der ständigen Reizung in der Gebärmutter sein?*

Eine Belastung für das Immunsystem

Der Zustand der Gebärmutterhöhle mit einer Spirale entspricht dem bei einer andauernden leichten Entzündung (hier aber ohne Bakterien, denn der Erreger ist die Spirale). Wenn man den Organismus nicht nur nach seiner äußeren Beschaffenheit, sondern auch nach energetischen Verhältnissen betrachtet, fällt auf, dass anhaltende Reiz- oder Entzündungsherde Unruhe verursachen und gegebenenfalls Energie absorbieren. Ob es nun eine Zahnwurzel, ein chronischer Abszess, ein kleines gutartiges Geschwür oder eine Spirale ist, all dies verändert etwas in den energetischen Verhältnissen im Organismus. Es tritt nie wirkliche Ruhe ein, was unter Umständen Kräfte abziehen kann.

• *Wie verändert die Spirale das Verhältnis zum eigenen Körper?*

Negative Empfindungen?

Die Verhütung mit der Spirale bedeutet eine Veränderung im Körper, ein ‹Kultivieren› eines Teils der weiblichen Geschlechtsorgane. Diese Veränderung bedeutet zwar keinen Eingriff in den Zyklus wie bei der Pille, aber eine Veränderung des Milieus der Gebärmutter. Wenn mit der Spirale verhütet wird, braucht das zyklische Geschehen im weiblichen Organismus nicht zur Verhütung wahrgenommen oder beachtet zu werden. Da die Blutung etwas stärker oder schmerzhafter werden kann, ist eine solche Aufmerksamkeit eher mit negativen Empfindungen verbunden. Im Zusammenhang mit der erwähnten Unruhe und den Reizungen kann dies dazu führen, sich von diesem Bereich der eigenen zyklischen Natur innerlich zu distanzieren. Ähnlich wie bei der Pille und der Sterilisation kann eine gewisse Entfremdung vom eigenen Organismus eintreten.

- *Mit der Spirale ist Sex immer und unabhängig vom Zyklus möglich. Hat es einen Einfluss auf das sexuelle Verhalten, wenn jahrelang kein Bewusstsein für die Verhütung aufgebracht werden muss?*
Verhütung mit der Spirale übt keinen äußeren Zwang aus, neben der ‹Kultivierung› der Fortpflanzung auch den Umgang mit Sexualität selber ‹in Kultur› zu bringen. Es besteht sowohl die Freiheit zur uneingeschränkten Sexualität, ohne an Verhütung denken zu müssen, als auch die Freiheit, ohne äußeren Anlass den Umgang mit der eigenen Sexualität in Kultur zu bringen.

Möglichkeiten, die gewonnene Freiheit zu nutzen

alkontakten, bei denen kein Kondom verwendet wird, auch ohne Spirale einem erhöhten Risiko aussetzt.

Tritt trotz Spirale eine Schwangerschaft ein und kommt ein Schwangerschaftsabbruch nicht in Frage, dann hängt das weitere Vorgehen von der Lage der Fruchtblase im Verhältnis zur Spirale ab. Bei günstiger Lage kann die Spirale ohne größeres Fehlgeburtsrisiko gezogen werden. Wenn die Spirale aufgrund der Lageverhältnisse liegen bleiben muss, ist das Fehlgeburts- sowie das Frühgeburtsrisiko deutlich erhöht. Fehlbildungen beim Kind treten dadurch aber nicht häufiger auf als bei normalen Schwangerschaften.

Schwangerschaft mit Spirale – eine Gefahr fürs Kind?

Die Spirale sollte nicht verwendet werden, wenn die Menstruation auch ohne Spirale sehr stark oder schmerzhaft ist, wenn ungünstig gelegene Myome (gutartige Knoten in der Gebärmuttermuskulatur) festgestellt wurden und bei wiederkehrenden Scheideninfekten.

Gegenanzeigen

Vor- und Nachteile der Spirale

Vorteile
- Die Spirale wirkt nur dort, wo sie wirken soll, nämlich vor Ort in der Gebärmutter.
- Der weibliche Zyklus wird von der Spirale nicht beeinflusst.
- So lange wie die Spirale liegen bleiben kann (3 bis 5 Jahre) braucht nicht mehr über Verhütung nachgedacht zu werden; die Spirale kann nicht ‹vergessen› werden wie die Pille, das Kondom oder das Diaphragma.
- Die Spirale ist relativ preiswert, ca. 250 DM/128 € für 3 bis 5 Jahre (Hormonspirale 400 bis 500 DM/200 bis 250 € für 5 Jahre).
- Die Spirale wird nicht gesehen oder gespürt.

Nachteile
- Die Menstruationsblutung kann stärker, länger andauernd und/oder schmerzhafter werden.
- Die Spirale muss vom Frauenarzt eingesetzt werden und erfordert regelmäßige Ultraschallkontrollen.
- Die Spirale bewirkt als Fremdkörper eine gering erhöhte Anfälligkeit für Infektionen im Genitalbereich.
- Die Spirale verursacht eine ständige leichte Reizung in der Gebärmutter.
- Die Spirale verhindert, wenn eine Befruchtung erfolgt, die Einnistung der Eizelle, was je nach Betrachtungsweise als sehr frühe Abtreibung angesehen werden kann.
- Die Spirale kann unter Umständen den Abstrichbefund vom Muttermund (Krebsvorsorge) negativ beeinflussen.

Sterilisation

Will ein Paar definitiv keine weiteren Kinder mehr bekommen, wird häufig über eine Sterilisation nachgedacht. Deutlich seltener liegt der Fall vor, dass Frauen oder Männer mit Absicht kinderlos bleiben wollen und deshalb eine Sterilisation vornehmen lassen.

Weltweit gesehen gehört die Sterilisation zu den häufigsten Formen der Verhütung. In Deutschland sind ca. 8 Prozent der Frauen im fortpflanzungsfähigen Alter und ca. 2 Prozent der Männer unter 50 Jahren sterilisiert.

Was bedeutet eine endgültige Verhütung? Welche Vor- und Nachteile bietet sie? Wird eine Familie als ‹komplett› empfunden, möchte man das Kapitel ‹Familienplanung› am liebsten endgültig abschließen und sich darüber keine Gedanken mehr machen, oder man möchte zumindest keine Ängste mehr durchstehen, wenn die Regel ein paar Tage ausbleibt. Dann erscheint eine Sterilisation oft als die ‹einfachste› und vernünftigste Lösung. In der Erwartung, eine Beziehung auf sexueller Ebene freier und sorgloser gestalten zu können, steht diese Entscheidung jedem Paar offen. *Endgültiger Verzicht auf weitere Kinder – keine leichte Entscheidung*

Die meisten Paare, die sich zu einem solchen Schritt entschließen, sind auch im Nachhinein mit der selbst gewählten Unfruchtbarkeit zufrieden. Sicherlich gibt es auch Fälle, wo z.B. nach einer Trennung und dem Zustandekommen einer neuen Beziehung wieder der Wunsch nach einem Kind wach wird. Es wird auch manchmal berichtet, dass bei der Sexualität etwas fehlt, wenn eine Befruchtung völlig ausgeschlossen ist. Hier ist es wichtig, vorher herauszufinden, ob vielleicht im Halbbewussten bei einem oder bei beiden Partnern die Verbindung zwischen Sexualität und Fortpflanzung im sexuellen Erleben eine Rolle spielt, auch wenn wirklich kein Kind mehr kommen soll. *Negative Folgen für das Sexualleben?*

Aber auch viele jüngere Frauen (seltener Männer) entschließen sich zu einer Sterilisation, wenn ihnen absolut klar ist, dass für sie nur ein Leben ohne Kinder in Frage kommt, sie in puncto Sicherheit bei der Verhütung keine Risiken eingehen wollen und auch nicht über viele Jahre hinweg die Pille nehmen möchten. Wer sich so entscheidet, nimmt sich bestimmte Möglichkeiten. Aber allen Frauen, die Kinder bekommen können, bleiben natürlich auch gewisse Freiheiten verwehrt. *Sterilisation in jungen Jahren?*

In seltenen Fällen können auch gesundheitliche Gründe für eine Sterilisation sprechen, etwa bei bestimmten hormonbedingten Krebserkrankungen.

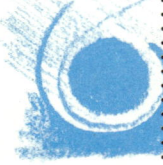

Ein Moment zum Nachdenken ...

Das Thema Sterilisation ist in Deutschland nicht unbelastet. In der Zeit des Nationalsozialismus wurden 350 000 bis 400 000 Menschen aus eugenischen Gründen zwangssterilisiert. Dies war der erste große Versuch, mittels Fortpflanzungsselektion die Menschheit (oder zunächst das Volk) zu ‹verbessern›. Damals geschah dies durch Zwang.

Freie Entschei-
dung – eine
Illusion?

Heute ist eine Situation eingetreten, wo auf ‹freiwilliger› Basis vorgeburtliche Diagnostik und Selektion betrieben wird, wenn z.B. Ungeborene aufgrund einer auf Down-Syndrom (Mongolismus) lautenden Diagnose abgetrieben werden. Das Fragliche der heutigen Freiwilligkeit besteht darin, dass dieses Verfahren eine solche Selbstverständlichkeit in der Schwangerenvorsorge geworden ist, dass es kaum noch richtig hinterfragt wird, und dass der gesellschaftliche Druck so groß geworden ist (drohende soziale Isolierung, finanzielle Benachteiligung), dass von freiwilliger Entscheidung nur beschränkt die Rede sein kann.

Mann oder Frau – wer lässt sich sterilisieren?

Wird über eine Sterilisation diskutiert, liegt natürlich auch die Frage nicht fern, wer von beiden Partnern sich der Operation unterziehen will. Medizinisch gesehen ist der Eingriff beim Mann mit weniger Risiken behaftet: keine Vollnarkose, kein Eingriff in die Bauchhöhle. Auch die körperlichen Nebenwirkungen *nach* einem Eingriff können bei der Frau schwerwiegender sein. Zyklusstörungen und schmerzhaftere Regelblutungen können auftreten.

«Jetzt ist der
Mann mal
dran ...»

Oft ist zu hören, dass Frauen im Hinblick auf Schwangerschaft und Geburt – und meist auch bei der Verhütung – schon genug geleistet haben und dass jetzt «der Mann mal dran ist». Andererseits – so wird von manchen argumentiert – ist der Mann im

Prinzip bis zu seinem Lebensende fruchtbar, und deshalb wäre er von den Konsequenzen der Sterilität länger betroffen als die Frau.

Es ist sehr schwierig, in dieser Frage rein sachlich zu argumentieren. Es gibt viele individuelle Überlegungen, die mitschwingen können. Wenn sich niemand ohne den Druck des Partners entschließen kann, eine Sterilisation auf sich zu nehmen, ist es vielleicht sogar nötig, nach einer anderen Verhütungsmethode Ausschau zu halten.

Die Sterilisation des Mannes

Für die Sterilisation des Mannes werden die beiden Samenleiter, dort wo sie noch im Hodensack verlaufen, abgebunden und durchtrennt. Ein kleiner Abschnitt des Samenleiters wird entfernt. Für diesen Eingriff ist nur eine örtliche Betäubung der Haut an beiden Seiten des Hodensacks nötig. Diese Operation kann ambulant durchgeführt werden.

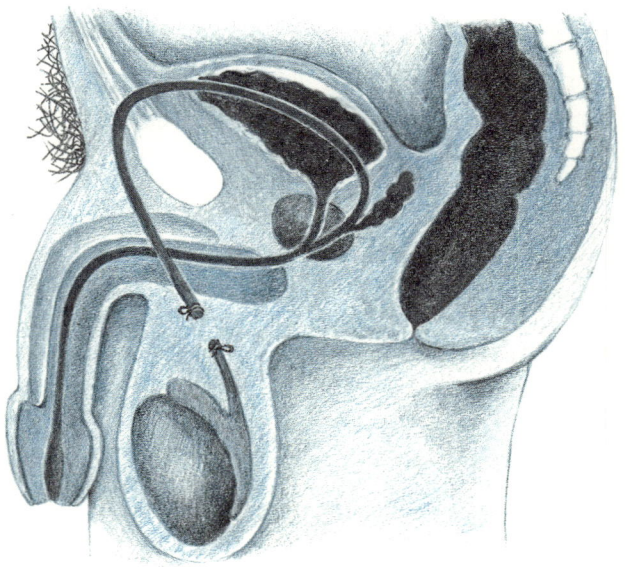

Geschlechtsorgane des Mannes nach der Sterilisation

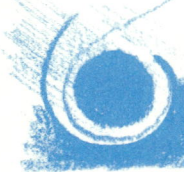

Ein Moment zum Nachdenken ...

Was bedeutet es, eine Veränderung in der Anatomie vorzunehmen, damit ein angstfreier, unbehinderter Geschlechtsverkehr möglich wird?

Bei der endgültigen Trennung von Fortpflanzung und Sexualität durch eine Sterilisation muss über Verhütung künftig nicht mehr nachgedacht werden. Der Körper wird ‹in Kultur gebracht›, damit die Sexualität nicht mehr kultiviert werden muss. Diese beiden Aspekte – nicht mehr daran denken müssen und Angstfreiheit – können positiv, aber auch negativ bewertet werden.

Gerade das Bewusstsein für den Zusammenhang von Sexualität und Fortpflanzung wird von manchen als positiv erlebt, weil es die Verbindung mit dem (nicht manipulierten) Körper stärkt.

Wie immer geht es auch hier um die Frage: Was wollen wir für eine sichere Verhütung in Kauf nehmen?

Kleiner Eingriff – große Wirkung Nach der Sterilisation können befruchtungsfähige Samenzellen noch mehrere Monate lang im Ejakulat vorkommen. Erst wenn bei der mikroskopischen Untersuchung des Ejakulats keine Samenzellen mehr gefunden werden, kann ‹grünes Licht› gegeben werden. Ebenso wie bei der Frau ist die Sterilisation auch beim Mann im Prinzip endgültig. Eine operative Refertilisation ist teuer, schwer durchzuführen und bleibt oft erfolglos.

Eine Durchtrennung der Samenleiter hat keine hormonellen Folgen. Auch auf die Potenz hat sie keine Auswirkung.

Die Sterilisation der Frau

Bei der Frau handelt es sich um einen Eingriff, der meist ambulant per Bauchspiegelung (Laparoskopie) in Vollnarkose durchgeführt wird. Nur wenn ausgeprägte Verwachsungen vorliegen, kann unter Umständen ein kleiner Bauchschnitt nötig sein. Der Eingriff selber ist im Prinzip einfach: Beide Eileiter werden durchgetrennt und die Schnittstellen durch Hitze verschmort oder mit einem Faden abgebunden. Samenzellen können daraufhin nicht mehr zu den Eizellen gelangen und Eizellen nicht mehr in die Gebärmutter. Die Sterilisation der Frau gewährleistet also sofort nach dem Eingriff eine sichere Verhütung.

Im Hormonhaushalt der Frau finden durch eine Sterilisation keine Veränderungen statt. Der monatliche Eisprung wird weiter normal stattfinden und die Eizelle wird, wie auch sonst, wenn keine Befruchtung erfolgt, nach einigen Stunden zerfallen. Trotzdem gibt es Frauen, die nach einem solchen Eingriff jahrelang über schmerzhaftere Regelblutungen oder auch Zyklusschwankungen klagen. Dies ist möglicherweise auf eine verminderte Durchblutung der Eierstöcke, bedingt durch die Durchtrennung der Eileiter, zurückzuführen.

Eine Sterilisation verändert den Hormonhaushalt nicht

Weibliche Geschlechtsorgane nach der Sterilisation

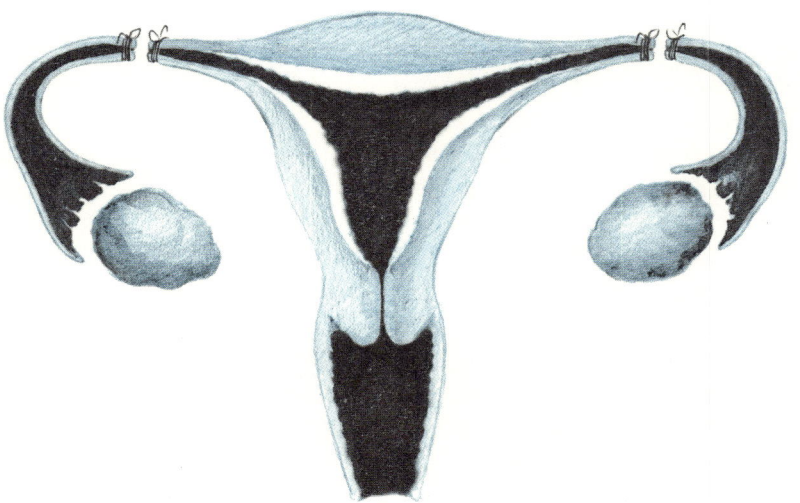

Liegen bei der Frau Beschwerden wie z.B. starke Blutungen, Regelschmerzen oder Myombildung vor, wird nicht selten empfohlen, gleich die ganze Gebärmutter zu entfernen. Dies kann ‹praktisch› erscheinen, aber es ist ein bedeutender Eingriff in den Organismus. Manchmal ist eine solche Operation unumgänglich, trotzdem wird sie immer noch öfter als nötig ausgeführt.

Eine Sterilisation ist im Prinzip ein endgültiger Eingriff. Es gibt zwar die Möglichkeit der operativen ‹Refertilisierung›, dies ist aber ein langwieriger mikrochirurgischer Eingriff, der außerdem häufig nicht den gewünschten Erfolg bringt. Heute wird deshalb bei Frauen mit Kinderwunsch nach einer Sterilisation oft eine Retortenbefruchtung (In-vitro-Fertilisation) vorgeschlagen.

Auch die Sterilisation bietet keine hundertprozentige Sicherheit. Spontanheilungen der durchtrennten Eileiter, die daraufhin wieder durchgängig werden, kommen zwar selten, aber immer wieder vor. Amerikanische Studien berichten sogar von bis zu 5 Prozent ‹Versagern› in einem Zeitraum von 10 Jahren.

Eine freiwillige Veränderung der Anatomie

Von unserem Körper können wir etwas über uns selbst erfahren

Die Anatomie des Menschen enthält eine reiche Bildsprache, die etwas über das Geheimnis vom Menschen vermitteln kann. Für die alten Griechen war der Körper der Tempel Gottes und damit ein Abbild göttlicher Weisheit.

In Bezug auf die weiblichen Geschlechtsorgane ist es nicht schwer, sich vorzustellen, dass über die Eileiter ein ständiger Strom von Lebensenergie zwischen Eierstöcken und Gebärmutter fließt. Eine offene Kommunikation zwischen dem ‹Ruhe-Pol› der beiden Eierstöcke und dem ‹Bewegungs- und Stoffwechselpol› der Gebärmutter könnte nicht nur als Grundlage der körperlichen, sondern auch der seelischen Fruchtbarkeit gesehen werden.

Mit jedem Eingriff in die Anatomie verändern wir etwas in dieser auch bildhaft zu verstehenden Anordnung. Außerdem verursachen wir Narben, die eine Hemmung für Energie- oder Säfteströmungen bedeuten. Eine offene, fließende Verbindung wird unterbrochen.

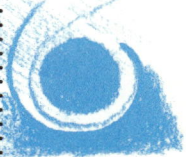

Ein Moment zum Nachdenken …

Es gehört zu den Besonderheiten der weiblichen Anatomie, dass durch Scheide, Gebärmutter und Eileiter hindurch eine direkte offene Verbindung zwischen der Außenwelt und dem Bauchraum besteht. Hiermit ist eine körperliche ‹Offenheit› der Frau zu ihrer Umwelt gegeben, die gleichzeitig die Voraussetzung für eine Befruchtung ist. Anatomisch ist das Innere des weiblichen Körpers (die Bauchhöhle) nicht von der Außenwelt abzuschließen! Die Schattenseite dieser Offenheit ist die erhöhte Anfälligkeit für aufsteigende (meist sexuell übertragbare) Infektionen.

Eine freiwillige Veränderung der Anatomie

Männer haben keine solche Verbindung. Der Bauchraum oder Innenraum ist vollständig abgeschlossen. Es besteht keinerlei Verbindung zur Außenwelt. Vielleicht kann man diese anatomische Gegebenheit als Bild dafür verstehen, dass eine Frau auch seelisch eine von der Natur gegebene Offenheit für die Umgebung besitzt. Sich auch einmal bewusst von der Umgebung zurückzuziehen und sich abzugrenzen erfordert bei ihr vielleicht eher eine bewusste Anstrengung als beim Mann. Er dagegen ist in der umgekehrten Situation, durch die er sich aufgefordert fühlen könnte, sich durch eigene Anstrengung zu öffnen und empfänglich zu werden für Signale von außen.

Offenheit und Abgrenzung – mehr als nur ein anatomischer Unterschied

Wir leben in einer Zeit, in der wir nicht mehr nur von der Natur und von unserem Körper bestimmt werden. Wir sind ‹Kulturmenschen› und zugleich (noch) ‹Naturmenschen›. Wir können uns in gewissem Sinne von der Natur und damit von unserem natürlichen Körper emanzipieren. Wir können diesen Körper in seinen Funktionen (z.B. durch Medikamente) oder auch in seiner Anatomie (durch Operationen) verändern oder kultivieren.

Es ist anzunehmen, dass dies nicht ohne Auswirkung auf die Verbindung von Körper und Seele bleibt. Welche Konsequenzen

Seelische und körperliche Folgen

diese oder jene Veränderung aber haben wird, ist im Voraus schwer zu durchschauen. Sich in die ‹Bildsprache› der Anatomie und Physiologie der Geschlechtsorgane zu vertiefen kann vielleicht dabei helfen, eine Antwort darauf zu finden, welche Folgen die Durchtrennung der Eileiter haben kann.

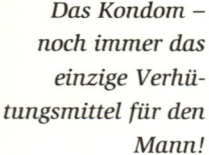

Die Barriere-Methoden

Viele betrachten das Kondom als das einfachste und unproblematischste Verhütungsmittel. Zusammen mit dem Diaphragma gehört es zu den Barriere-Methoden.

Das Kondom

Das Kondom lässt sich ohne große Vorbereitungen verwenden, hat keine Nebenwirkungen und schützt außerdem noch gegen sexuell übertragbare Infektionen. Ein ideales Verhütungsmittel also – so-

Das Kondom – noch immer das einzige Verhütungsmittel für den Mann!

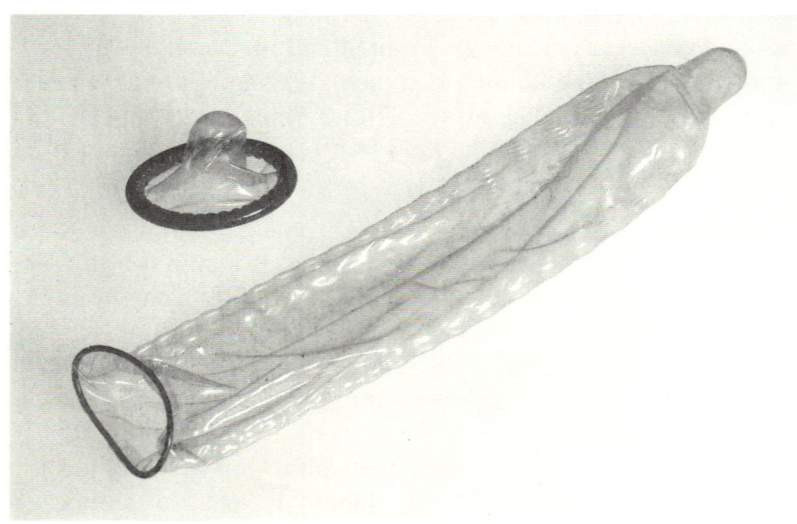

Ein Ausflug in die Geschichte

Schon im 16. Jahrhundert wurden, wenn auch selten, Kondome zum Schutz gegen Geschlechtskrankheiten empfohlen. Später, im 18. und 19. Jahrhundert, als mehr über die Fortpflanzung bekannt wurde, wurden Kondome auch als Verhütungsmittel eingesetzt. Sie wurden bis in dieses Jahrhundert aus Blinddärmen von Ziegen und Schafen hergestellt. In einer ‹Anleitung zur Selbsthilfe› von 1914 hieß es:

Kondome – schon unsere Urahnen benutzten sie

«Man holt sich beim Metzger einige frische Blinddärme von Kälbern, Schafen oder Ziegen, reinigt oder wäscht dieselben sofort gründlich ab, desinfiziert sie sicherheitshalber noch während 24 Stunden in einer Sublimatlösung und benützt dieselben genau wie käufliche präparierte Zoekal-Kondome. Sie sind vielleicht sogar noch angenehmer, da sie sich ziemlich genau wie Scheidenschleimhaut anfühlen. Man konserviert sie ganz einfach in einer großen mit Glycerin gefüllten Flasche mit weiter Öffnung, und wäscht sie jedes Mal vor und nach dem Gebrauch im Wasser. Auch solche kann man öfter brauchen, doch bekommen sie schließlich Risse und Löcher.»

Als Goodyear 1839 die Vulkanisation erfand und es gelang, aus Kautschuk elastische und trotzdem feste Gummierzeugnisse herzustellen, wurden bald die ersten Gummi-Kondome vermarktet. Diese fanden stärkere Verbreitung als die Blinddärme. Erst in den zwanziger Jahren des 20. Jahrhunderts entwickelte Julius Fromm die heute üblichen Latex-Kondome. Sie sind wesentlich dünner, elastischer und reißfester als ihre Vorgänger.

fern es auch wirklich benutzt wird! Es auch wirklich zu verwenden, wenn der richtige Zeitpunkt gekommen ist, ist aber nicht ganz so einfach, wie es scheint, denn der Sexualverkehr muss ‹gestaltet›, er muss unterbrochen werden. Man kann sich nicht einfach der Leidenschaft überlassen. Macht das die Sexualität unfrei?

Die Kondomwerbung von 1917 beweist, welche Phantasie die Hersteller von Latex-Präservativen auch damals schon entwickelten.

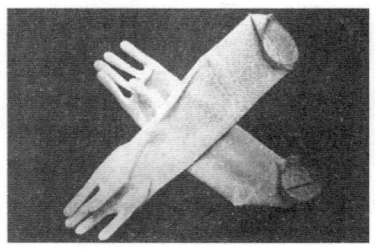
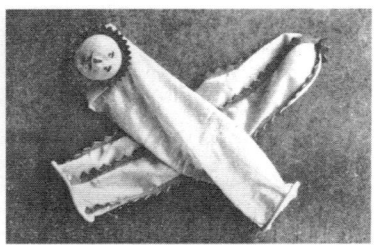
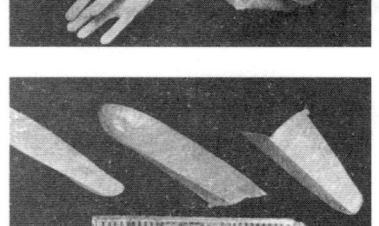
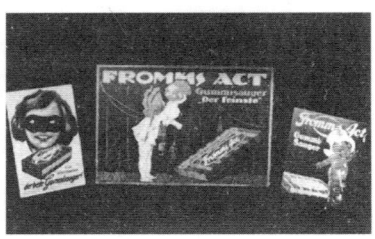

Die Vorteile dieses einzigen Verhütungsmittels für den Mann, das keine ‹endgültige› Entscheidung darstellt, sind:

Vorteile
- Es wirkt nur vor Ort, d.h. es greift nicht in den Organismus ein,
- es schützt beide Partner vor sexuell übertragbaren Erkrankungen (AIDS, Hepatitis, Gonorrhoe, Syphilis, Chlamydien, Trichomonaden und andere),
- es bedarf keiner ärztlichen Anleitung oder Verschreibung,
- es ist sehr einfach in der Handhabung und es ist leicht erhältlich (Apotheken, Drogerien, Kaufhäuser, Automaten),
- es ist leicht kombinierbar mit anderen Methoden, z.B. mit der Kalendermethode (man kann es während der fruchtbaren Tage verwenden),
- bis auf die seltene Latex-Allergie sind keine Nebenwirkungen bekannt.

Seine Nachteile sind:

Nachteile
- Es kann einen störenden Einfluss auf das sexuelle Erleben haben, sowohl im Hinblick auf das Anbringen des Kondoms wie auch auf die veränderte Empfindung bedingt durch den Latex,
- es ist relativ teuer (ab etwa einer Mark pro Stück aufwärts).

Die Sicherheit des Kondoms liegt bei ca. 96 bis 97 Prozent (Pearl-Index 3 bis 4), d.h. wenn hundert Paare ein Jahr lang nur mit Kondomen verhüten, werden drei bis vier Frauen schwanger.

Das Diaphragma

Zu Anfang dieses Jahrhunderts war das Diaphragma ein verbreitetes Verhütungsmittel. Für lange Zeit geriet es jedoch nahezu in Vergessenheit und kommt erst seit den siebziger Jahren langsam wieder in Mode. Bis heute konnte es seine stiefmütterliche Rolle allerdings nicht ganz loswerden.

Wenig bekannt, aber effektiv und preiswert: das Diaphragma

Dies hat verschiedene Gründe: Es wird in der Öffentlichkeit und von den meisten Frauenärzten nicht sehr geschätzt, aber nicht aufgrund irgendwelcher Nachteile, sondern aus einer mangelnden Vertrautheit mit dieser Methode. Während eines Medizinstudiums werden Barriere-Methoden kaum behandelt – schon gar nicht das Diaphragma. Hinzu kommt, dass Ärzte und Pharma-Industrie

Diaphragma

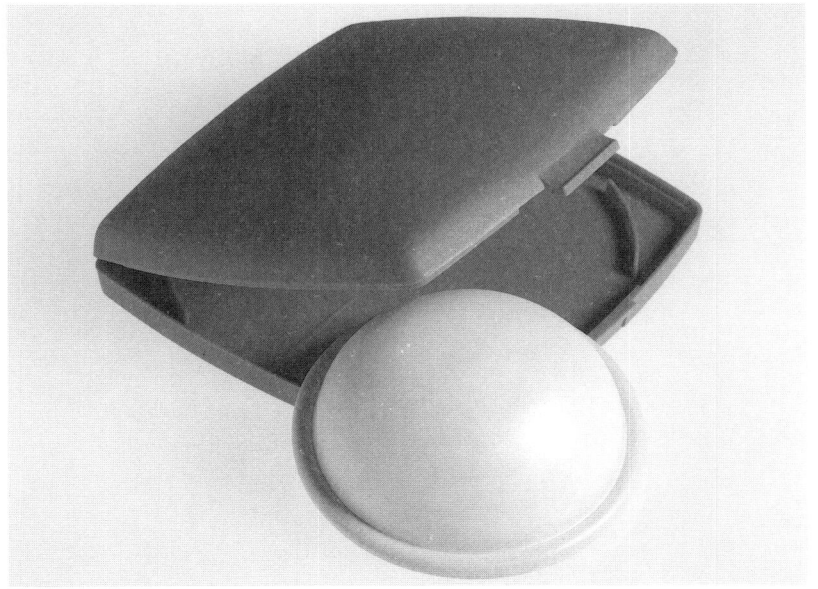

kaum ein Interesse haben, dafür zu werben, denn es lässt sich wenig daran verdienen.

Ein weiteres Handicap, das eine größere Popularität dieser Verhütungsmethode bisher verhindert hat, besteht darin, dass die Selbstuntersuchung der Frau, die für den Umgang mit dem Diaphragma notwendig ist, häufig noch einer Tabusphäre angehört.

Wirkungsweise

Das Diaphragma ist eine Gummi-Kappe, die vor den Muttermund gelegt wird. Es hat primär die Funktion einer Barriere, die die Samenzellen nicht in die Gebärmutter gelangen lässt. Auf den

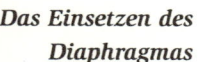

Das Einsetzen des Diaphragmas

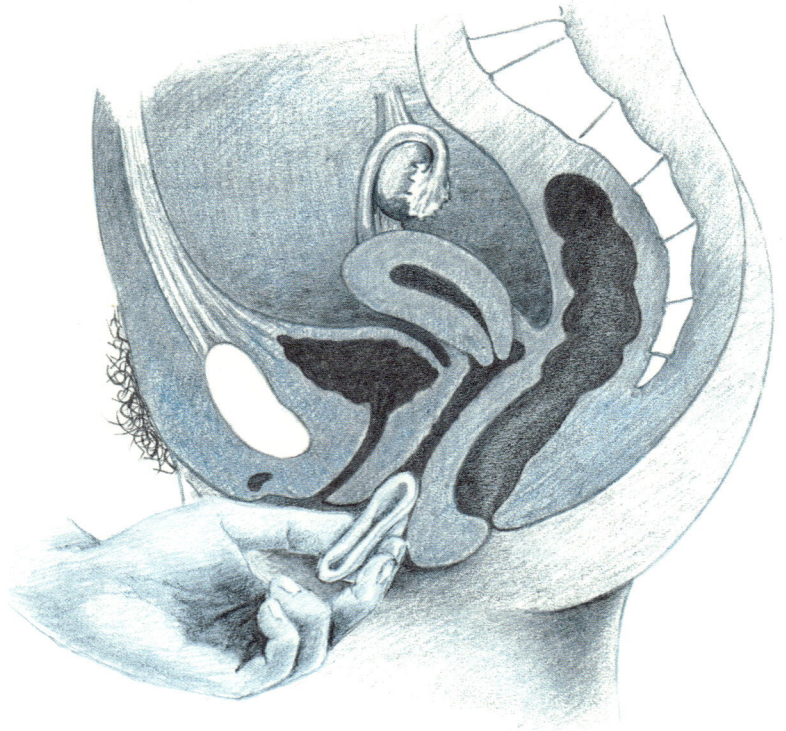

Rand und die Oberfläche des Diaphragmas wird ein Gel aufgebracht, um es besser abzudichten. Dieses Gel enthält außerdem
einen Wirkstoff (Spermizid), der die Samenzellen zu töten oder zu
lähmen vermag (siehe S. 107ff.).

Die Samenzellen sterben auch dann schon ab, wenn sie längere
Zeit im sauren Milieu der Scheide verweilen. Durch die natürlichen Milchsäure-Bakterien hat die Scheide einen Säurewert von
pH 4 bis 4,5. Samenzellen (aber auch Bakterien und Pilze) überleben in diesem Milieu nur wenige Stunden. Ein besseres Umfeld
finden die Spermien in der Gebärmutter und in den Eierstöcken.
Wenn frühestens acht Stunden nach dem Verkehr das Diaphragma
wieder entfernt wird, sind keine lebenden Samenzellen mehr vor-

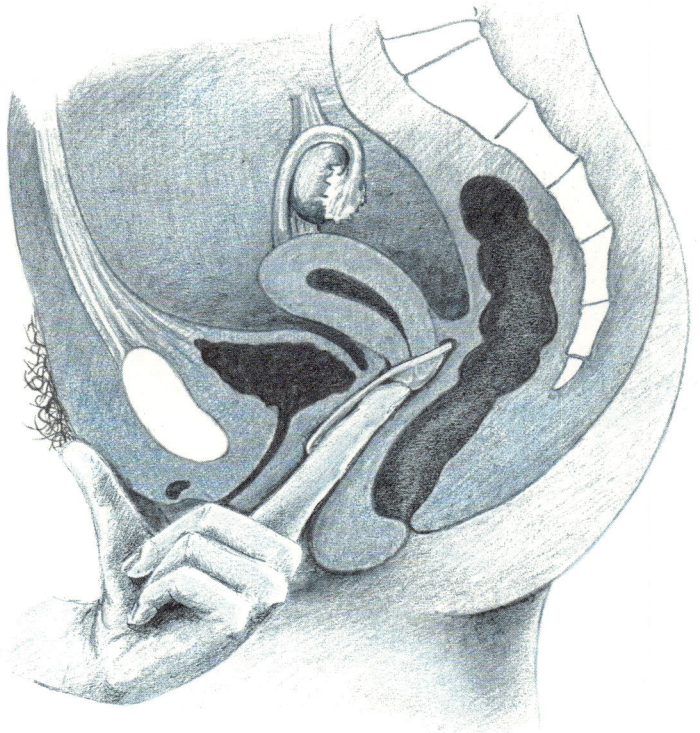

*Die richtige
Position des
Diaphragmas
wird überprüft*

handen. Länger als 24 Stunden sollte ein Diaphragma nicht in der Scheide bleiben.

Maximal zwei Stunden vor dem Geschlechtsverkehr (oder auch erst unmittelbar davor) wird das Diaphragma von der Frau (oder dem Partner) in die Scheide eingeführt. Ein gut liegendes Diaphragma wird beim Geschlechtsverkehr überhaupt nicht oder kaum gespürt – weder von der Frau, noch vom Mann. Hinzu kommt, dass es nach dem Einsetzen völlig unsichtbar ist.

Beim Einführen – manche Frauen machen das lieber im Liegen, andere im Stehen mit einem Bein auf einem Hocker – ist es wichtig, dass das Diaphragma zusammengefaltet so weit in die Scheide

Das Heraus-
nehmen des
Diaphragmas

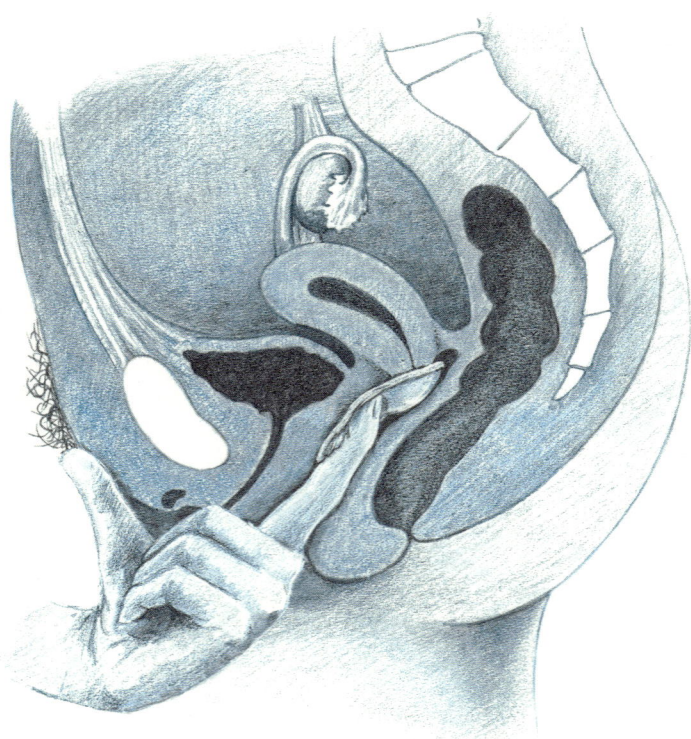

eingeführt wird, bis der vordere Rand hinter den Schambeinkno- *Mit der Übung*
chen rutscht und der hintere Rand hinter dem Muttermund liegt. *nimmt die Sicher-*
Zur Kontrolle: Der Muttermund muss durch das Diaphragma hin- *heit zu*
durch ertastbar sein, dann liegt es richtig (siehe Abb. S. 105).
Wenn der Partner diese Art der Verhütung akzeptiert, kann das
Einsetzen auch in das Liebesspiel einbezogen werden und muss
somit nicht unbedingt eine störende Unterbrechung bedeuten.

Das Herausnehmen des Diaphragmas (frühestens 6 bis 8 Stunden nach dem Geschlechtsverkehr) geschieht einfach, indem ein
Finger um den Rand gehakt und es so herausgezogen wird. Nach
Gebrauch wird das Diaphragma unter warmem Wasser gereinigt
und abgetrocknet.

Das Diaphragma gibt es in unterschiedlichen Größen. Meist wird
ein Durchmesser von 6,5 bis 8,5 cm benötigt. Für eine optimale
Verhütung ist es wichtig, dass das Diaphragma genau die richtige
Größe hat. Bei der Frauenärztin/beim Frauenarzt oder bei Pro
Familia bzw. anderen Frauenzentren wird das Diaphragma an-
gepasst und der Umgang damit demonstriert.

Nach einer Geburt oder bei Gewichtsveränderungen von mehr als
5 kg ist es möglich, dass eine andere Größe benötigt wird. In diesen
Fällen sollte eine Kontrolle durch den Arzt erfolgen. Das Diaphragma ist ohne Rezept in der Apotheke, bei Pro Familia oder in Frauengesundheitszentren zu bekommen. Die Kosten betragen momentan
ca. 50 DM/25 €. Es hält in der Regel ein bis drei Jahre. Seine Haltbar-
keit hängt auch von der Häufigkeit der Benutzung ab. Dünne oder
poröse Stellen sind meist mit bloßem Auge sichtbar.

Das Gel

Wie schon erwähnt, muss das Diaphragma immer zusammen mit *Doppelter*
einem Gel benutzt werden. Dadurch wird eine erhöhte verhütende *Schutz durch*
Wirkung erreicht. *ein Spermizid*

Das übliche, in den meisten Apotheken angebotene Diaphragma-
Gel (Ortho-Gel®) hat als Wirkstoff Nonoxynol 9, eine Substanz, die
Spermien abtötet und auch eine antibakterielle Wirkung hat. Durch

diese letztere Wirkung kommt es manchmal zu einem verstärkten Ausfluss nach Verwendung des Gels, da die normalen Milchsäurebakterien auch angegriffen werden können. Auch die Scheidenschleimhaut und der Penis können durch dieses Gel gereizt werden. Es enthält außerdem Konservierungs- und Duftstoffe.

Die Alternative: ein natürliches Gel

Eine vergleichbare Wirkung kann durch ein Gel auf der Basis von Zitronen- oder Milchsäure erzielt werden, dass ohne parfümierende oder konservierende Substanzen hergestellt wird und somit deutlich weniger Reizungen an den Schleimhäuten verursacht. Seine verhütende Wirkung beruht zum einen darauf, dass es dickflüssig ist, sodass die Spermien kaum hindurchgelangen, aber vor allem auch auf seinem niedrigen pH-Wert, der die Spermien absterben lässt.

Immer mehr Apotheken vertreiben auch dieses ‹natürlichere› Gel. Wenn nicht, kann man in Frauengesundheitszentren erfahren, wo ein solches Gel zu beziehen ist.

Viele Ratgeber und Ärzte stehen diesen natürlichen Gels sehr skeptisch gegenüber und berufen sich auf Studien, die ihnen eine geringe Wirksamkeit attestieren. Natürlich ist zu berücksichtigen, dass ihre Zuverlässigkeit im Vergleich zu einem chemischen Spermizid möglicherweise niedriger ist. Für Frauen jedoch, die ihren Körper dem Einfluss chemischer Substanzen nicht aussetzen wollen, stellt ein solches Gel dennoch eine Alternative dar, da es seine Funktion, das Diaphragma abzudichten, ebenso gut erfüllt.

Wie sicher ist das Diaphragma?

Die Sicherheit des Diaphragmas hängt natürlich davon ab, wie konsequent es benutzt wird, ob es die richtige Größe hat und wie vertraut die Frau oder das Paar mit dieser Verhütungsmethode ist. Aufgrund dieser uneinheitlichen Voraussetzungen wird als Pearl-Index ein Wert von 2 bis 6 angegeben. Wenn hundert Frauen ein Jahr lang mit dem Diaphragma verhüten, kommt es zu zwei bis sechs Schwangerschaften. Bei optimalen Voraussetzungen (vor allem, wenn Übung besteht) kann man von einem Wert von 2 ausgehen.

Diese Sicherheit lässt sich erhöhen, wenn man zusätzlich Methoden der natürlichen Familienplanung hinzuzieht. Manche Paare, die auf Nummer sicher gehen wollen, verwenden das Diaphragma an jenen Tagen, die als sicher gelten (siehe S. 115ff.) und vermeiden an den fruchtbaren Tagen jeglichen Geschlechtsverkehr. Andere verlassen sich primär auf die natürlichen Methoden und benutzen an den fruchtbaren Tagen das Diaphragma.

Bei richtiger Anwendung ist das Diaphragma so sicher wie das Kondom

Ein Ausflug in die Geschichte

Schon in der Antike und bei den Naturvölkern war die Methode des vaginalen Pessars, gegebenenfalls mit samentötender Wirkung, bekannt. Auf Sumatra wurden aus Blättern von bestimmten Pflanzen Pfropfen geknetet und in die Scheide eingeführt. Die Gerbsäure dieser Blätter übte eine keimtötende Wirkung aus. Auch Akazientriebe mit Honig und feuchter Watte wurden in die Scheide eingeführt; hierbei wird Milchsäure freigesetzt (die auch in den modernen Diaphragma-Gels enthalten ist). Eine ähnliche Wirkung hat eine kleine, durchgeschnittene, ausgepresste Zitrone, die als säurehaltige Schale vor den Muttermund gelegt wurde.

Im 18. und 19. Jahrhundert kam das Scheidenschwämmchen zum Einsatz. Auch die Scheidenspülung oder Intimdusche mit Essiglösung direkt nach dem Verkehr wurde langsam bekannt.

Vor- und Nachteile des Diaphragmas

- Der große Vorteil des Diaphragmas besteht darin, dass es nur bei Bedarf verwendet wird (im Gegensatz zur Pille, zur Spirale und zur Sterilisation), dass es nur dort wirkt, wo es wirken soll, und nicht, wie die Pille, in den natürlichen Zyklus eingreift.
- Man sollte sich darüber im Klaren sein, dass man es mit einem Hilfsmittel zu tun hat, das korrekt und mit viel Sorgfalt angewendet werden muss. Im Gegensatz zu Hormonpräparaten geschieht

Vorteile

im Körper nichts, das man nicht überschauen und nachvollziehen kann oder das mit unangenehmen Nebenwirkungen verbunden ist.

- Es gehört zu den preiswertesten Verhütungsmitteln.
- Voraussetzung für die Benutzung des Diaphragmas ist, dass sich die Frau mit ihrer Scheide und Gebärmutter beschäftigt, dass sie sich nicht davor scheut, sich selber in ihrer Scheide zu berühren und sich zu untersuchen. Man kann unterschiedlicher Meinung darüber sein, ob dies als Vorteil oder als Nachteil zu sehen ist.

Nachteile
- Von Nachteil ist, dass das Diaphragma vergessen werden kann. Das bedeutet auch, dass die Frau es immer mitnehmen sollte (auch das Gel), wenn sie nicht bei sich zu Hause mit einem Mann schläft.
- Viele empfinden es auch als Nachteil, dass der Geschlechtsverkehr unterbrochen werden muss, wenn das Diaphragma nicht vorher eingeführt wurde.
- Im Gegensatz zum Kondom bietet das Diaphragma keinen Schutz gegen sexuell übertragbare Infektionen.
- Die verhütende Wirkung ist etwas geringer als bei der Pille oder der Spirale. Das Diaphragma in Kombination mit Kondom oder Kalendermethode erhöht die Sicherheit.

Weitere Barriere-Methoden bei der Frau

Es gibt zwei mit dem Diaphragma verwandte Barriere-Verhütungsmethoden für die Frau:

Lea-Diaphragma
Das *Lea-Diaphragma* ist eine Weiterentwicklung des herkömmlichen Diaphragmas. Es ist relativ dick und nur wenig flexibel, besteht aus Silikon und wird vor den Muttermund gelegt, an dem es sich festsaugt. So verhindert es, dass Samenzellen in die Gebärmutter gelangen. Auch das Lea-Kontrazeptivum sollte zusammen mit einem Gel benutzt werden; die Herstellerfirma hat hierfür ein eigenes Gel entwickelt ohne spermientötende Substanzen. Der Vorteil des Lea-Diaphragmas besteht darin, dass es nicht angepasst

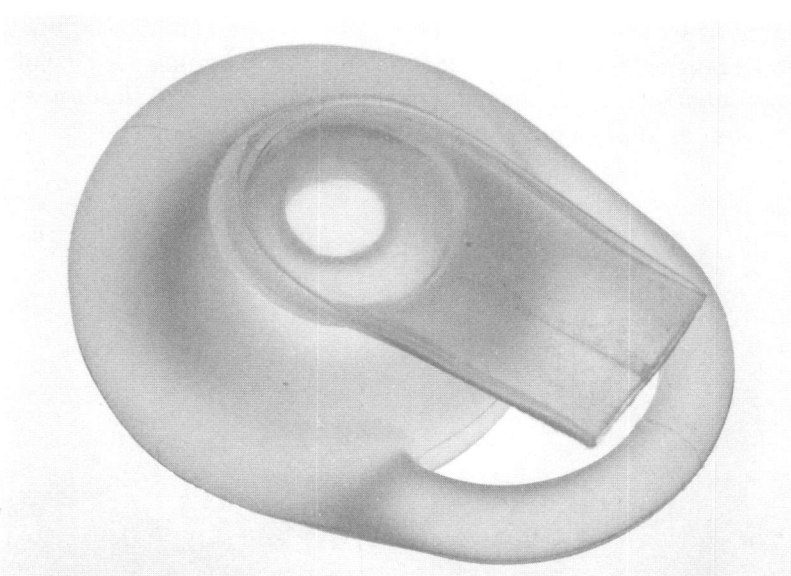

werden muss, da es nur eine einzige Größe gibt. Auch scheint es etwas sicherer als das übliche Diaphragma zu sein. Manche Frauen und Männer empfinden als Nachteil, dass es eher als das normale Diaphragma während des Verkehrs gespürt wird. Sein Preis ist doppelt so hoch wie der des herkömmlichen Diaphragmas (ca. 100 DM/50 €).

Die *Portiokappe* ist ein altbewährtes Verhütungsmittel, das aber erst seit einigen Jahren langsam wieder in Mode kommt. Es ist eine Latex-Gummi-Kappe, die direkt über den Muttermund gestülpt und zusammen mit einem Gel benutzt wird. (Für das Gel gilt das Gleiche wie beim Diaphragma.) Da es verschiedene Größen gibt, muss es korrekt angepasst werden. Ob man sich für Diaphragma oder Portiokappe entscheidet, ist ‹Geschmacksache›. Die Kappe richtig anzuwenden erfordert vielleicht etwas mehr Geschicklichkeit. Andererseits ist es durch seine geringe Größe noch weniger spürbar als das gewöhnliche Diaphragma und verdeckt die äußerst sensible Scheidenschleimhaut nicht, was beim normalen Dia-

Portiokappe

phragma wohl teilweise geschieht. Die wenigsten Frauenärztinnen und Frauenärzte haben Erfahrung mit der Portiokappe, deshalb muss man sich meist an Frauenzentren oder an Pro Familia wenden, um es anpassen zu lassen.

Sitz der Portiokappe

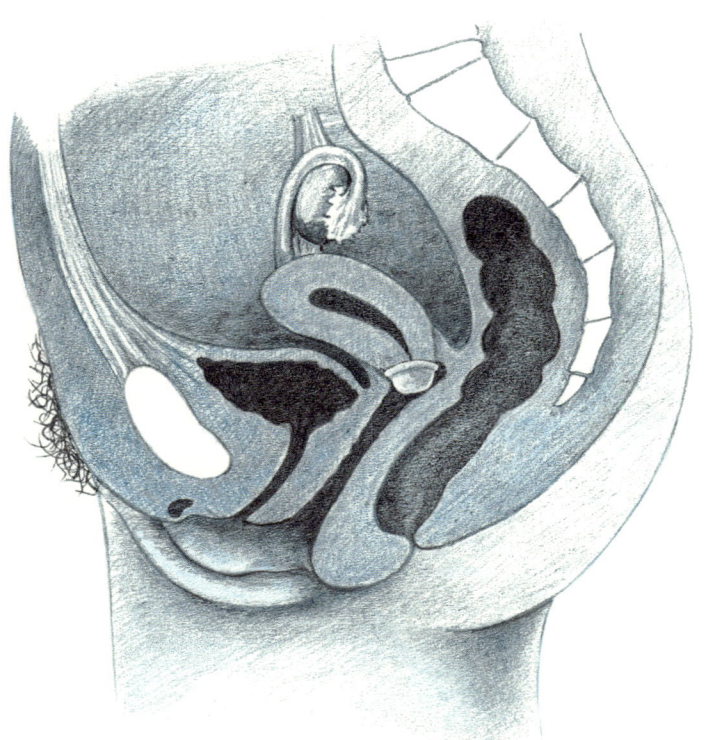

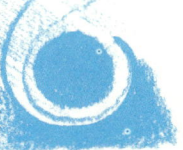

Ein Moment zum Nachdenken …

Der Gebrauch von Diaphragma oder Kondom fördert den bewussten Umgang mit Fruchtbarkeit, Sexualität und deren Trennung, da äußerst diszipliniert mit den unterschiedlichen Verhütungsmitteln umgegangen werden muss, um sie nicht zu vergessen oder falsch anzuwenden. Wird ein Diaphragma benutzt, ist es völlig nachvollziehbar, was mit dem Körper geschieht und welchen Einfluss es auf die Sexualität hat – ganz im Gegensatz zu der Pille, bei der es schwer nachvollziehbar ist, was sie im Körper genau bewirkt. Am Körper selbst wird nichts manipuliert, nichts in Kultur gebracht. Stattdessen verlangt der Umgang mit der Sexualität eine gewisse Anpassung an die Anforderungen dieser Methode.

Die Verhütung mit dem Diaphragma muss die Wahrnehmung des eigenen Körpers nicht notwendigerweise schwächen, sie kann sie sogar intensivieren. Selbstverständlich hängt das aber von den individuellen Umständen ab, vom Verhältnis zwischen den Partnern sowie von bisherigen Erfahrungen mit anderen Verhütungsmethoden.

Barriere-Methoden – alles bleibt überschaubar

Natürliche Verhütung (Methode der Fruchtbarkeitswahrnehmung)

Wenn eine Frau zur Verhütung Eingriffe oder Veränderungen in ihren Körper aus emotionalen oder rationalen Gründen ablehnt und wenn sie außerdem in einen ‹Dialog› mit ihrem Körper eintreten möchte und an einer intensiveren Wahrnehmung ihrer zyklischen Natur Gefallen findet, wird sie sich wahrscheinlich besonders für die Möglichkeiten der sogenannten natürlichen Verhütung interessieren.

Ein Ausflug in die Geschichte

Schon vor Jahrtausenden wurde in verschiedenen alten Kulturen, z.B. in China und in Ägypten, ein Zusammenhang zwischen den Mondphasen und der weiblichen Fruchtbarkeit erkannt. Dieses Wissen soll auch damals schon zur Empfängnisverhütung benutzt worden sein. Jahrhundertelang wurde aber gerade das Gegenteil dessen empfohlen, was nach heutigen Erkenntnissen der Empfängnisverhütung als förderlich erscheint. So schrieb der schon erwähnte griechische Arzt Soranus: «In Fällen, wo es ratsam erscheint, eine Empfängnis zu vermeiden, sollten die Leute sich des Verkehrs in der Zeit vor und nach der Periode enthalten.» Das aber sind die Tage der geringsten Fruchtbarkeit.

Der konkrete Zusammenhang zwischen weiblicher Fruchtbarkeit und dem Menstruationszyklus wurde erst im 20. Jahrhundert bekannt. In den dreißiger Jahren wurde von dem japanischen Gynäkologen Ogino und seinem österreichischen Kollegen Knaus ungefähr zeitgleich entdeckt, dass der Eisprung fast immer ca. 14 Tage vor der nächsten Menstruation stattfindet und dass mit diesem Wissen eine Verhütung möglich ist. Dies war die Grundlage für die *Kalendermethode*.

In Holland hat der Gynäkologe Van de Velde sich mit dem Zusammenhang zwischen Eisprung und dem zweiphasischen Temperaturverlauf beim weiblichen Zyklus beschäftigt. Damit waren die Voraussetzungen zur *Temperaturmethode* geschaffen. Erst im Laufe der fünfziger Jahre wurde diese Methode in einer etwas breiteren Öffentlichkeit propagiert.

Dass sich der Schleim am Muttermund kurz vor dem Eisprung verändert, durchsichtig und ‹spinnbar› wird (siehe Abb. S. 122), wurde von dem australischen Arzt Billings erkannt. Durch einfache Selbstuntersuchung kann jede Frau auf diese Weise den Zeitpunkt ihres Eisprungs und damit ihrer fruchtbaren und unfruchtbaren Tage feststellen. In den sechziger und siebziger Jahren fand die ‹reine› Schleimmethode sowie die kombinierte Temperatur-Schleim-Methode (*symptothermale Methode*) zunehmend Akzeptanz. In Deutschland versteht man unter Natürlicher Familienplanung (NFP) diese symptothermale Methode. Trotz der vielen Vorteile dieser Methoden herrscht auch heute noch viel Unwissenheit über diese Verfahren und ihre Sicherheit.

Diese kurze Geschichte der Natürlichen Familienplanung zeigt interessante Besonderheiten: Im Gegensatz zur Pille, die im Westen, in Amerika, entwickelt wurde und dann eine rasante Verbreitung erlebte, sind die Ursprünge der Natürlichen Familienplanung im Osten, in Europa, Asien und Australien, zu suchen, und die Verbreitung erfolgt eher langsam. Kann man darin die schnelle, manchmal aggressive und effiziente amerikanische Art und eine bedachtsamere, selbstbeobachtende Einstellung im Osten erkennen?

Bei den hier besprochenen Methoden geht es eigentlich nicht um Verhütungsmethoden, sondern um eine Beurteilungshilfe bei der Frage, ob eine Verhütung nötig ist. Wenn ein Paar sich beim Geschlechtsverkehr nach den unfruchtbaren Tagen richtet und an den anderen Tagen verzichtet, ist keine Verhütung nötig. Somit trifft die Umschreibung ‹Methode der Fruchtbarkeitswahrnehmung› eigentlich besser zu, vor allem deshalb, weil sie sowohl zur Verhütung angewandt werden kann als auch bei Kinderwunsch, um den optimalen Zeitpunkt für eine Befruchtung zu finden. *Verhüten ohne Verhütungsmittel?*

Der Begriff ‹natürlich› ist im Zusammenhang mit Sexualität und Verhütung durchaus erklärungsbedürftig. Was ist natürlicher: jederzeit zum Geschlechtsverkehr bereit zu sein oder aber an bestimmten Tagen zu verzichten? Ist Verhütung überhaupt etwas ‹Natürliches› oder bedeutet ‹natürlich› hier lediglich, dass nicht in den Zyklus eingegriffen und auch auf sonstige Hilfsmittel verzichtet wird? *Was ist eigentlich ‹natürlich›, wenn es um Verhütung geht?*

Ungeachtet dieser Überlegungen wollen wir aber der Einfachheit halber auch weiterhin von ‹natürlicher Verhütung› sprechen.

Zu unterscheiden sind, wie schon erwähnt, die *Kalendermethode*, die *Temperaturmethode* und die kombinierte *symptothermale Methode*. Auch der ‹*Coitus interruptus*› wird manchmal zu den natürlichen Verhütungsmethoden gerechnet. Diese Methode hat eigentlich nur Nachteile: Sie ist sehr unsicher (eine Versagerquote von bis zu 25 Prozent) und sehr störend, deshalb findet sie inzwischen kaum noch Anwendung.

Kalendermethode

Bei der Kalendermethode werden die Menstruationstage im Kalender notiert. Wenn eine Frau einen einigermaßen stabilen, regelmäßigen Zyklus hat, kann sie abschätzen, wann der nächste Eisprung stattfinden wird (ca. 14 Tage vor der erwarteten Blutung), welche Tage fruchtbar (die letzten 6 Tage vor dem Eisprung) und welche unfruchtbar sind (die letzten 10 Tage vor der erwarteten Blutung und im Normalfall die erste Woche nach Beginn der Blutung). Anhand des Schaubildes auf Seite 30 lässt sich dieser Zyklusverlauf nachvollziehen.

Eine Methode für Frauen mit regelmäßigem Zyklus — Die Sicherheit dieser Methode erhöht sich bei Frauen, die ihren Eisprung deutlich spüren. Eine Ungewissheit entsteht aber dadurch, dass kleinere Schwankungen immer auftreten können und der Moment des Eisprungs meist anhand des Kalenders geschätzt und nicht – wie bei der Temperaturmethode – eindeutig nachgewiesen wird. Trotzdem gibt es sehr viele Paare, die auf diese Weise relativ erfolgreich verhüten. Als Pearl-Index wird ein Wert von 4 bis 9 angegeben, d.h. es kommt zu vier bis neun Schwangerschaften, wenn hundert Paare ein Jahr lang auf diese Weise verhüten.

Temperaturmethode

Um die Sicherheit zu erhöhen, ist es wichtig, den Zeitpunkt des Eisprungs möglichst genau zu bestimmen. Dazu kann die Be-

Fakten, Fakten, Fakten

Um die Kalendermethode erfolgreich anzuwenden, ist es notwendig, den frühestmöglichen Zeitpunkt des Eisprungs und damit den Zeitraum der fruchtbaren Tage zu ermitteln. Nachdem die Länge des Zyklus über Monate hinweg beobachtet wurde, können die unfruchtbaren Tage nach folgernder Methode errechnet werden:

Längster Zyklus: z.B. 32 Tage

Kürzester Zyklus: z.B. 28 Tage

Unter der Voraussetzung, dass der Eisprung exakt 14 Tage vor Einsetzen der Regelblutung erfolgt, muss zwischen dem 14. und dem 18. Tag des Zyklus damit gerechnet werden.

Die fruchtbaren Tage (6 Tage vor dem Eisprung) können demnach mit dem 8. Tag des Zyklus beginnen und enden spätestens 10 Tage vor der Blutung in einem maximal langen Zyklus, in diesem Rechenbeispiel also am 22. Tag. Zwischen dem 8. und dem 22. Tag sollte also kein Geschlechtsverkehr stattfinden. Bei einem höheren Sicherheitsbedürfnis sollte dieser Zeitraum um ein oder zwei Tage ausgeweitet werden.

obachtung der *Körpertemperatur* (sowie des *Muttermundschleims)* helfen. Die hormonellen Veränderungen im Laufe des Zyklus werden nicht nur in der Gebärmutter und in den Eierstöcken wirksam, sondern im ganzen Körper. So steigt, wie auf Seite 28 beschrieben, die Körpertemperatur nach dem Eisprung um ca. 0,5° Celsius. Diese ist am besten mit der konsequenten morgendlichen Messung nach dem Aufwachen zu bestimmen.

Nach einer erholsamen Nacht mit möglichst 5 bis 6 Stunden ununterbrochenem Schlaf ist die Körpertemperatur noch nicht von sonstigen Einflüssen geprägt und somit für einen täglichen Vergleich gut geeignet. Werden die Nächte von schlecht schlafenden

Einziges Hilfsmittel: ein Fieberthermometer

Kindern öfter gestört, ist diese Methode nicht zu empfehlen. Das Gleiche gilt für Frauen, die wechselnden Schichtdienst haben.

Unterschiedliche Sicherheitsstufen   Bei der *Temperaturmethode* sind zwei ‹Sicherheitsstufen› zu unterscheiden. Wenn nur in der Zeit zwischen dem dritten Tag nach dem Temperaturanstieg (= Eisprung) bis zur Menstruation Geschlechtsverkehr stattfindet, ist normalerweise keine Befruchtung möglich, denn es kommt eigentlich nie vor, dass innerhalb eines Monats zweimal hintereinander ein Eisprung stattfindet. Der Pearl-Index wird bei dieser ‹strengen› Form mit 0,8 angegeben (weniger als eine Schwangerschaft, wenn hundert Paare ein Jahr lang auf diese Weise verhüten).

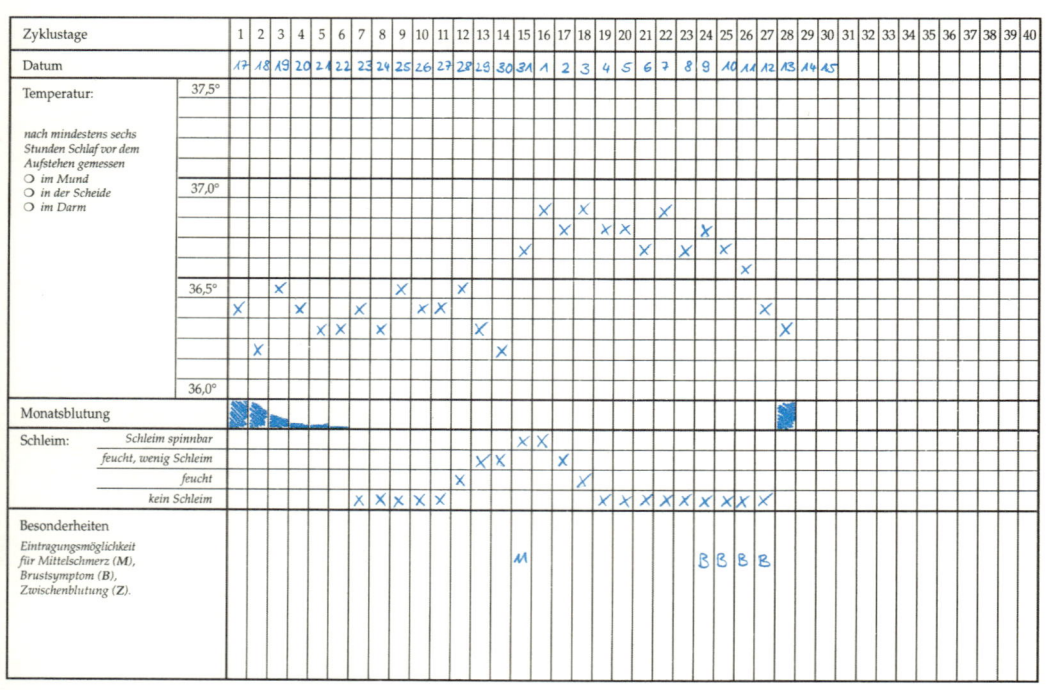

Beispiel für eine Temperaturtabelle mit den Messergebnissen eines Monats

Bei der erweiterten Form wird auch die Zeit bis ungefähr sieben Tage vor dem erwarteten Eisprung als relativ sicher betrachtet. Dies stützt sich auf die Erwartung, dass der Eisprung immer an einem bestimmten Tag, z.B. dem 14. Zyklustag stattfindet. Durch Schwankungen und einen eventuell früher auftretenden Eisprung ist diese Phase natürlich weniger sicher als die Zeit nach dem Eisprung. Bei dieser ‹erweiterten› Form der Temperaturmethode wird ein Pearl-Index von 3 bis 5 genannt.

Symptothermale Methode

Wer sich nicht nur auf die Temperaturmessung verlassen möchte, kann noch andere Veränderungen zum Zeitpunkt des Eisprungs berücksichtigen. Der Schleim, der im Muttermund freigesetzt wird und auch aus der Scheide tritt, lässt sich mittels Selbstuntersuchung mit dem Finger beurteilen.

Veränderungen des Schleims am Gebärmuttermund

In den ersten Tagen nach der Blutung ist relativ wenig Schleim vorhanden; die Scheide ist eher trocken. Dann wird sie feuchter und der Schleim sieht weißlich, klumpig und dicklich-trüb aus. Das bedeutet, dass schon in den nächsten Tagen ein Eisprung stattfinden kann.

Ein paar Tage später wird der Schleim klebrig, weich und nass und dabei klar und durchsichtig – wie rohes Eiweiß. Außerdem ist er spinnbar; er lässt sich zwischen zwei Fingern zu dünnen Fäden ziehen (siehe Abb. S. 122). Der Eisprung steht nun unmittelbar bevor oder findet am gleichen Tag statt. Auch anschließend bleibt der Schleim feucht, wird aber wieder weißlich und nimmt deutlich ab.

Den Zeitpunkt des Eisprungs sicher bestimmen

Wer die Schleimbeschaffenheit zusammen mit der Morgentemperatur in eine Messtabelle einträgt, erhält eine zweifache Bestätigung für den Zeitpunkt des Eisprungs. Dadurch wird eine größere Sicherheit erreicht. Diese symptothermale Methode hat einen Pearl-Index von 2.

Vor allem die Schleimbeobachtung bedeutet eine direkt erlebbare Wahrnehmung von körperlichen Veränderungen im Laufe des Zyklus ohne Hilfsmittel wie z.B. einem Thermometer. Wer sich für

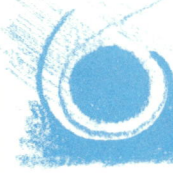

Ein Moment zum Nachdenken …

Das Wesentliche dieser ‹natürlichen› Methoden ist die Beobachtung der Veränderungen im eigenen Körper. Ein Vertrautwerden mit dem Zyklus und der zyklischen Fruchtbarkeit sowie der Verzicht auf Sexualität an den fruchtbaren Tagen (oder Ausweichen auf andere Methoden) wird erforderlich.

Dialog mit dem Körper

Diese Art des Umgangs mit Sexualität und Verhütung fördert den Dialog mit dem Körper und die Sensibilität für Veränderungen im eigenen Organismus. Dadurch wird die Verbindung zwischen Körper und Seele intensiviert. Der Körper wird in seiner Beschaffenheit respektiert und nicht verändert wie bei der Pille, Spirale oder Sterilisation. Die körperliche Natur wird so belassen, wie sie ist; sie wird nicht ‹in Kultur gebracht›, sondern lediglich wahrgenommen.

Eine partnerschaftliche Methode

Das Sexualleben muss sich nach diesen Gegebenheiten richten. Dies bedeutet, dass Sexualität nicht immer, sondern nur zu bestimmten Zeiten möglich ist, was eine Zurückhaltung erfordert, ein ‹In-Kultur-Bringen› der Sexualität anstatt des Körpers. Dies gilt selbstverständlich für beide Partner, womit diese Art der Verhütung als partnerschaftlich betrachtet werden kann und nicht nur – wie Pille oder Spirale – eine Angelegenheit der Frau ist.

Unabhängig von Hilfsmitteln

Die natürliche Verhütung erfordert weder ärztliche Hilfe (Pille, Spirale, Sterilisation) noch sonstige Hilfsmittel (Kondom, Diaphragma) und macht dadurch unabhängig und autonom. Die Verhütung erfolgt völlig in eigener Regie und in eigener Verantwortung. Ein Nachteil bleibt, dass die Sicherheit geringer ist als die der Pille und der Sterilisation. Im Vergleich mit der Spirale und den Barriere-Methoden schneidet sie jedoch besser ab.

Was aber bedeutet hier eigentlich Sicherheit und Absicherungsbedürfnis?

Absolute Sicherheit heißt, seine Verantwortung ablegen zu können. Die Notwendigkeit zur Wahrnehmung entfällt.

Bei den Methoden, die durch eine körperliche Veränderung verhüten, kann eine Art Entfremdung zwischen Körper und

Seele eintreten. Man braucht die Sprache des eigenen Zyklus nicht zu beachten (Spirale und Sterilisation) oder sie wird übertönt (Pille), sodass auch die Wahrnehmungsmöglichkeit für vieles andere, was mit den Geschlechts- und Fortpflanzungsorganen im weitesten Sinne zu tun hat, geschwächt wird.

Die Sprache des Körpers

Dies gilt umso mehr, wenn einem deutlich wird, dass Wahrnehmung etwas mit Zurückhaltung zu tun hat. Ohne eine gewisse innere Zurückhaltung ist es schwierig, einen anderen Menschen unvoreingenommen wahrzunehmen. Wer zuhören möchte, kann nicht gleichzeitig sprechen! Jeder Dialog besteht aus einem Wechselspiel von Wahrnehmen und Aussprechen. Auch im Hinblick auf Sexualität und Fortpflanzung kann ein Dialog zustande kommen: der Dialog mit dem eigenen Körper und der eigenen Sexualität, mit dem Partner und vielleicht auch mit der Welt der Ungeborenen. Die Art der Verhütung und der durch sie bedingte Umgang mit Körper und Seele hat sicherlich etwas mit der Dialogfähigkeit auf verschiedenen Ebenen zu tun.

Als Argument gegen die natürliche Verhütung hört man häufig, dass sie durch den erzwungenen Verzicht an den fruchtbaren Tagen unfrei macht. Es trifft zu, dass Methoden wie die Pille, Spirale und Sterilisation wesentlich mehr Freiheit in der Sexualität erlauben. Aber was bedeutet es, in Bezug auf Sexualität über Freiheit zu sprechen? Ist derjenige, der zuhört, weniger frei als der, der sich ausspricht? Oder kann jemand vielleicht gerade durch Zurückhaltung mehr Freiheit erlangen?

Macht Enthaltsamkeit unfrei?

Sicherlich ist die Methode der natürlichen Verhütung nicht für jedermann in jeder Situation geeignet. Bei spontanen, flüchtigen oder wechselnden Kontakten bietet sie keinen Schutz vor Infektionen und eine vorübergehende Enthaltsamkeit ist unerwünscht. Sehr junge Paare, bei denen die experimentelle Entdeckung des Körpers und der Sexualität noch im Vordergrund steht, können sich durch diese Methode überfordert fühlen.

Für wen ist diese Methode geeignet?

Wenn die Beziehung schon länger besteht, ein relativ stabiler Zyklus vorhanden ist und keine absolute Sicherheit verlangt wird, kann eine natürliche Verhütung in Betracht kommen.

Wenn sich der Schleim vom Gebärmuttermund zu einem dünnen Faden ziehen lässt, steht der Eisprung unmittelbar bevor.

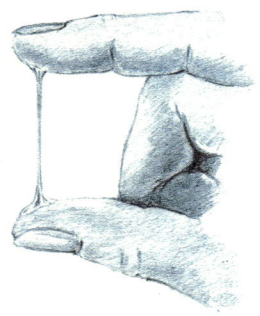

diese Methode entscheidet, findet eine Kopiervorlage der hier verwendeten Messtabelle am Ende dieses Buchs.

Für alle, denen das morgendliche Messen und Eintragen der Temperatur zu umständlich ist, hat sich die Computerindustrie etwas einfallen lassen. Es gibt inzwischen mehrere sogenannte Temperaturcomputer: kleine Geräte mit einem Mundthermometer und einer Uhr, die die Messwerte speichern und durch Ver-

Ein Computer gibt ‹grünes Licht›

gleich mit vorherigen Messungen auswerten. Durch ein Signal wird angezeigt, ob es sich um einen fruchtbaren oder um einen unfruchtbaren Tag handelt.

Diese Computer kosten zur Zeit ca. 300 DM/150 € und bieten eine Sicherheit, die mit der normalen Temperaturmessmethode vergleichbar ist. Der Unterschied besteht allein in der etwas einfacheren Handhabung. Doch gerade darin kann auch eine Schattenseite gesehen werden: Die Intensivierung der Wahrnehmung, die ein Gefühl für den Körper und die eigene Fruchtbarkeit vermittelt, wird nun wieder durch die Technik vereitelt. Nicht der eigene Bezug zur Leiblichkeit gibt der Frau die Gewissheit, empfänglich zu sein oder nicht. Ein Signal im Display des Computers übernimmt dies.

Persona Urin-Computer: geringe Sicherheit für viel Geld

Eine andere Entwicklung im Bereich der computerisierten ‹natürlichen› Verhütung ist der *Persona Urin-Computer*. In einem hoch technisierten Verfahren wird mittels Teststreifen die Hormonkonzentration im Urin bestimmt und daraus abgeleitet, ob es sich um einen fruchtbaren oder unfruchtbaren Tag handelt. Dieses Verfahren wurde von einer großen Pharma-Firma entwickelt und 1997 in einer aufwendigen Werbekampagne präsentiert.

Die Methoden der ‹natürlichen› Verhütung werden zunehmend von der Industrie entdeckt und zu einer dauerhaft sprudelnden Geldquelle gemacht: Für die Teststreifen des Urin-Computers müssen monatlich ca. 24 DM/12 € bezahlt werden. Damit sind sie teurer als die Pille! Die einmalige Anschaffung des Computers kostet ca.

150 DM/150 €. Trotz dieses hohen Preises ist die Sicherheit eher gering. Der Pearl-Index beträgt 5 und liegt damit über dem des Kondoms.

Eine verfeinerte Variante des Schleimtests bieten inzwischen verschiedene Testverfahren (z.B. Fertility Tester), mit deren Hilfe die Körperflüssigkeit aus dem Mund oder der Scheide, die ihre Struktur unter dem Einfluss von Hormonen ändert, mikroskopisch untersucht werden kann. Daraus können Rückschlüsse auf die Zyklusphase gezogen werden.

Die kosmo-biologische Empfängnisregelung nach Dr. Jonas

Wie kommt es, dass immer wieder Frauen schwanger werden, obwohl zum Zeitpunkt des Geschlechtsverkehrs laut Berechnung oder Temperaturmessung eigentlich keine Befruchtung hätte stattfinden dürfen? Sind solche ‹Pannen› immer auf einen Rechenfehler zurückzuführen oder gibt es dafür noch eine andere Erklärung?

Wie kommt es, dass die Dauer des Mondenzyklus zwar mit der des Monatszyklus zusammenhängt, aber die aktuelle Phase des Mondes nicht mit dem Stadium des weiblichen Zyklus übereinstimmen muss? In der biologisch-dynamischen Landwirtschaft, wo man sich die Kräfte des Mondes beim Pflanzenwuchs zunutze macht, richtet man sich schließlich auch nach detaillierten Kalendern, die anhand des Mond- und Sternenstandes optimale Sä- und Erntetage für bestimmte Gewächse angeben.

Wie weit gehen die Einflüsse des Mondes?

Hängt vielleicht die Fruchtbarkeit der Frau doch stärker mit dem Mond zusammen? Gibt es noch mehr Bezugspunkte als nur die gleich lange Dauer des Zyklus?

Diesen Fragen ist der tschechische Psychiater Eugen Jonas in den fünfziger Jahren nachgegangen. Dazu hat er sich zunächst einmal gründlich in die Astrologie eingearbeitet, dem Ausspruch des berühmten Arztes Paracelsus folgend: «Ein Arzt, der nichts

Eugen Jonas

von Astrologie versteht, ist eher ein Narr zu nennen denn ein Mediziner.»

Gibt es einen zwei- Nach eingehendem Studium alter medizinisch-astrologischer
ten, individuellen Bücher, moderner Astronomie sowie von Erfahrungsberichten vie-
Fruchtbarkeits- ler Frauen kam er zu der folgenden These: Neben dem bekannten
zyklus? weiblichen Zyklus mit dem Eisprung ca. 14 Tage vor der nächsten Menstruation gibt es einen zweiten, individuellen Fruchtbarkeits-zyklus, der von der Mondphase zum Zeitpunkt der Geburt der Frau bestimmt wird. Jede Wiederkehr der entsprechenden Mond-phase bedeutet eine Zeit größter Empfängnisbereitschaft und Fruchtbarkeit. Wenn z.B. die Frau drei Tage nach Neumond gebo-ren wurde, besteht demnach immer drei Tage nach Neumond eine erhöhte Fruchtbarkeit.

Dies bedeutet, dass es unabhängig von dem normalen Eisprung noch einen zweiten Eisprung zum Zeitpunkt der mondenphasen-bedingten Fruchtbarkeit geben müsse. Wenn die fruchtbare Phase des Mondenzyklus mit der des biologischen Zyklus zusammen-fällt, bestehe eine besonders starke Fruchtbarkeit. Es gibt empfind-same, natürlich lebende Frauen, bei denen nähert sich der biologi-sche Zyklus dem individuellen Mondenzyklus. Das bedeutet in Bezug auf das genannte Beispiel, dass der normale Eisprung im-mer ca. drei Tage nach Neumond eintritt.

Lässt sich das Eine zweite These oder Entdeckung von Dr. Jonas lautet, dass
Geschlecht des das Geschlecht des Kindes davon abhängt, ob der Mond zum Zeit-
Kindes bestim- punkt der Empfängnis in einem weiblichen oder männlichen Tier-
men? kreiszeichen steht.

Diese beiden Thesen wurden von Dr. Jonas und einigen Gynäko-logen getestet und schienen Bestätigung zu finden. Bei den meis-ten Medizinern stießen diese Überlegungen aber auf Widerstand und die darauf beruhende Methode fand wenig Verbreitung, zumal dieser zweite Eisprung weder bei Ultraschalluntersuchungen noch mittels Hormonbestimmungen nachgewiesen wurde.

Anhand von ausführlichen Kalender-Tabellen, die in Buchform veröffentlicht wurden, ist es jedem möglich, seine fruchtbaren Mondentage herauszufinden. Dies kann zur Verbesserung der na-

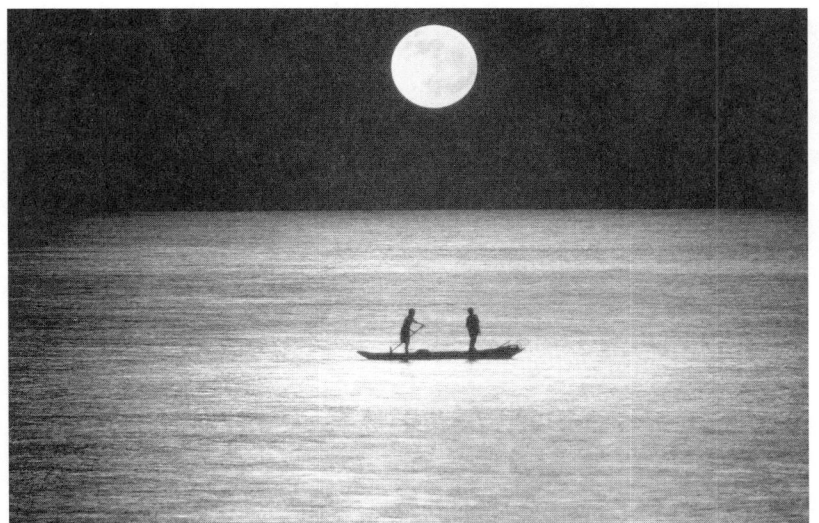

Ist der Mond nur Auslöser für romantische Gefühle oder hat er einen konkreten Einfluss auf die Fruchtbarkeit und den weiblichen Zyklus?

türlichen Verhütung genutzt werden oder aber zur gezielten Empfängnis, wobei die Möglichkeit gegeben sein soll, zugleich auch das Geschlecht des Kindes zu bestimmen (siehe dazu die Literaturangaben am Ende des Buchs).

Wie ist es möglich, sich ein eigenes Urteil über diese zunächst vielleicht befremdliche Methode zu bilden?

Zunächst mag es als einleuchtend erscheinen, dass Fruchtbarkeit mit kosmischen Gesetzmäßigkeiten in Verbindung stehen soll. Auch Rudolf Steiner sprach von der Möglichkeit, die menschliche Fortpflanzung in Einklang mit dem Kosmos zu bringen (siehe Literaturangaben) und die Fortpflanzung aus der bloßen Willkür und dem Zufall herauszuheben. Durch eine gezielte innere Schulung und eine Öffnung zur Welt der Ungeborenen könnte vielleicht eine Sensibilität dafür entstehen, welche Seelen zu welchem Zeitpunkt geboren werden wollen. Wer sich auf diese Weise bemüht, wird ganz konkret «das, was heute chaotisch, nach Willkür über die Erde wirkt – Konzeption und Geburt –, in Einklang mit den großen Gesetzen des Kosmos» bringen können. Voraussetzung die-

Die Fortpflanzung von Willkür und Zufall befreien?

ser noch zu entwickelnden Fähigkeit ist die innere Schulung und eine Hinwendung zu dieser Welt der Ungeborenen.

Statistik führen oder Sensibilität verbessern? In der praktischen Anwendung der Methode nach Dr. Jonas wird mit Hilfe einer Tabelle die Phase des Mondes und seine Position am Himmel zum Zeitpunkt der Geburt der Frau ermittelt. Dadurch wird eine Aussage über die Fruchtbarkeit und das Geschlecht des Kindes möglich. Dabei ist allerdings keine erhöhte Wahrnehmungsfähigkeit und Sensibilität für kosmische Konstellationen und für die Welt der Ungeborenen erforderlich. Es genügt, mit mathematischen Tabellen umgehen zu können, die einem vorgeben, wann eine Befruchtung stattfinden kann.

Die Verhütungsmethode nach Dr. Jonas hat mit der sympto-thermalen oder auch mit der Kalendermethode gemeinsam, dass keine Veränderungen im Körper vorgenommen werden und zeitweise Enthaltsamkeit (oder Ausweichen auf andere Methoden wie Kondom oder Diaphragma) nötig ist.

Verhütung in Einklang mit kosmischen Gesetzmäßigkeiten? Was von der Idee her vielleicht in die gleiche Richtung tendiert wie z.B. bei Steiner, wurde zu einer äußerlich anwendbaren Methode, die keine Ansprüche an die eigene Wahrnehmungsfähigkeit stellt. Die Fortpflanzung wird nicht mehr der Willkür überlassen, sondern bestimmten berechenbaren kosmischen Gesetzen. Doch in Zeiten relativ sicherer Verhütungsmöglichkeiten erscheint uns die Fortpflanzung ohnehin nur noch selten der Willkür ausgeliefert. Oder unterliegt der Zeitpunkt, wenn wir uns entscheiden, die Pille abzusetzen oder die Spirale entfernen zu lassen, vielleicht doch einer Art von Willkür?

Wer wirklich seine Fortpflanzung und Verhütung auf eine moderne individualisierte Weise in Einklang mit kosmischen Zusammenhängen bringen will, der wird in erster Linie seine innere Wahrnehmungsfähigkeit und Sensibilität für das Jenseits schulen, sich in der Gestaltung der sexuellen Beziehung danach richten und sich nicht seiner Verantwortung mit Hilfe einer von außen wirkenden Methode entledigen, gleichgültig, ob es sich dabei um die Pille oder um eine Mondstandtabelle handelt.

Was kann uns die Zukunft noch bringen?

Seit der Entwicklung der Pille wurden auf dem Sektor der hormonalen Verhütung kaum Fortschritte gemacht. Die Hormonmenge der Pillen konnte zwar vermindert werden, es wurden auch einige neuere Gestagene entwickelt, aber das Prinzip der Stilllegung des weiblichen Zyklus blieb erhalten. Trotz enormer Umsätze der Pharma-Industrie bei der Pillenvermarktung wurde verhältnismäßig wenig in die Forschung nach anderen oder besseren Methoden investiert.

Die Entwicklung einer *Pille für Männer* blieb lange Zeit vernachlässigt, und auch momentan wird sehr wenig Geld und Mühe investiert, um ihre Entwicklung weiter voranzutreiben. Ein wichtiges Hindernis ist, dass die Industrie befürchtet, die Akzeptanz einer solchen Verhütungsmethode wäre in unserer (männlich dominierten) Gesellschaft zu gering. Pharmakologisch ist es aber inzwischen sehr wohl möglich, die Produktion und Reifung der Samenzellen in den Hoden auf hormonellem Wege stillzulegen. Die ersten Ergebnisse der Forschung auf diesem Gebiet haben die klinische Erprobung bereits ‹bestanden›; nach Absetzen dieser Männer-Pille kommt die Spermienproduktion wieder normal in Gang. Trotz dieser Ergebnisse setzt die Industrie lieber auf die weitere Vermarktung der Frauen-Pille, anstatt mit der Männer-Pille einen Fehlschlag zu riskieren.

Eine Pille für Männer

Ein ganz neuer Ansatz bei der Verhütung ist die *Impfung gegen Schwangerschaft*. Bei einer normalen passiven Impfung wie z.B. bei Tetanus werden Antikörper gegen Tetanus-Bakterien in den Körper gespritzt, die diese Bakterien angreifen und vernichten. Auf ähnliche Weise wird an der Entwicklung von Antikörpern gearbeitet, die z.B. gegen Eizellen, Samenzellen oder gegen das Schwangerschaftshormon HCG gerichtet sind. Sie würden eine Abwehrreaktion gegen Zellen oder Hormone herbeiführen, die eine Schwangerschaft verhindert. Weltweit wird an diesen immunologischen Verhütungsmethoden gearbeitet.

Impfung gegen Schwangerschaft

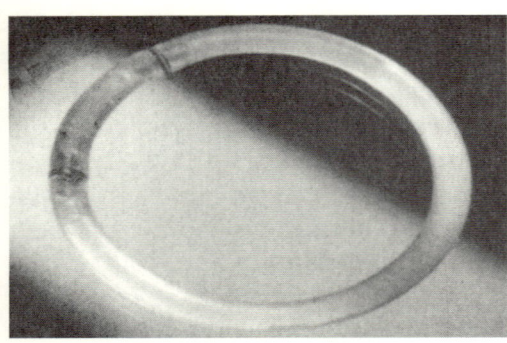

Prototyp eines Organonrings, der durch kontinuierliche Hormongaben eine unproblematische Verhütung gewährleisten soll

Es ist die Aufgabe des Immunsystems, das Individuum in seiner Einmaligkeit und Integrität, also das körpereigene Selbst, gegen Fremdes zu schützen. Bei einer Krankheit wie z.B. AIDS versagt das Immunsystem; bei einer falschen Überreaktion wird Körpereigenes als fremd betrachtet und angetastet (Auto-Immun-Krankheiten). Dieses Immunsystem wird jetzt gezielt in seiner Integrität verändert, um körpereigene Substanzen (Eizelle, HCG-Hormon) im Sinne einer Auto-Immun-Reaktion anzugreifen.

Viel Hoffnung wird in die Entwicklung eines Vaginalrings gelegt (Organonring). Dieser Ring wird tief in die Scheide eingeführt und kann einen Monat oder auch länger dort verbleiben. Er gibt kontinuierlich kleine Mengen Östrogen und Gestagen ab. Es muss damit nicht mehr täglich an die Pille gedacht werden; der hormonelle Einfluss auf den ganzen Körper bleibt jedoch bestehen.

Ähnliche Eigenschaften haben *Hormonimplantate*: Ein Gestagen-Depot-Implantat wird unter der Haut eingebracht und wirkt vergleichbar wie die Drei-Monats-Spritze, beugt aber länger vor.

Ein Kondom für die Frau

Mit dem sogenannten *Frauenkondom* soll nun auch das einzige männliche Verhütungsmittel von der Frau übernommen werden. Dieses Kondom, das in die Scheide eingeführt werden muss, gibt es schon zu kaufen, ist fünf- bis zehnmal teurer als sein männlicher ‹Kollege› und die Akzeptanz ist gering.

Zusammenfassende Betrachtung

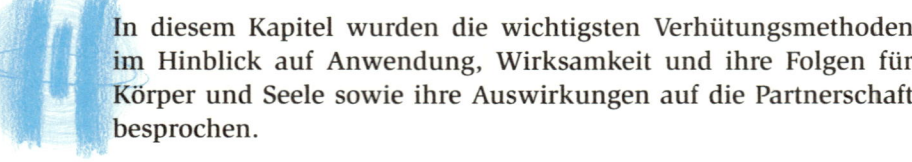

In diesem Kapitel wurden die wichtigsten Verhütungsmethoden im Hinblick auf Anwendung, Wirksamkeit und ihre Folgen für Körper und Seele sowie ihre Auswirkungen auf die Partnerschaft besprochen.

Es wurde danach gefragt, ob die Verhütung eine Veränderung auf körperlicher Ebene verursacht (wie z.B. bei der Pille oder der Spirale) oder auf seelischer Ebene einen veränderten Umgang mit der Sexualität erfordert (z.B. bei der Temperaturmethode). Wird der Körper oder die Seele in Kultur gebracht und was ist die jeweilige Konsequenz?

Daneben wurden Überlegungen angestellt, wie viel Bewusstsein die Anwendung einer bestimmten Methode erfordert. Darf sie völlig vergessen werden (entweder ständig wie bei der Sterilisation oder vorübergehend wie bei der Spirale) oder verlangt sie ständige Aufmerksamkeit (wie bei der Natürlichen Familienplanung)? Was ist die Folge davon, die Trennung von Sexualität und Fortpflanzung jedes Mal bewusst zu vollziehen oder eine solche Veränderung im Körper vorzunehmen, dass nicht mehr an Verhütung gedacht werden muss?

Es wurde gezeigt, dass einige Verhütungsmethoden eine gewisse Entfremdung vom Körper verursachen können (z.B. die Pille) und andere eher die Verbindung zwischen Körper und Seele intensivieren (z.B. die bewusste Fruchtbarkeitswahrnehmung bei der Natürlichen Familienplanung). Die Offenheit für die Welt der Ungeborenen könnte durch bestimmte Methoden erschwert (z.B. Pille, Sterilisation), durch andere erleichtert werden (z.B. Natürliche Familienplanung).

In unserer Zeit des Individualismus und der Aufklärung, in der auch eine zunehmende Offenheit für und ein Bedarf nach ganzheitlicher Betrachtung zu erkennen ist, wird es möglich, dass jeder bzw. jedes Paar sich nach eigenen Überlegungen, Bedürfnissen und Wertvorstellungen für diese oder jene Verhütungsmethode entscheidet. Ein moderner Entscheidungsprozess setzt aber ein Bewusstsein für die Konsequenzen voraus. Es muss deutlich sein, wofür oder wogegen man sich entscheidet.

Jede Form der Verhütung bedeutet einen Kompromiss; die ideale Verhütung gibt es nicht. Umso schwieriger ist es, das zu finden, was für das eigene Lebensgefühl und bestimmte Lebensumstände angemessen ist.

In der folgenden Tabelle sollen die entscheidenden Merkmale der einzelnen Verhütungsmethoden noch einmal zusammengefasst werden:

Tabelle zur Beurteilung der verschiedenen Verhütungsmethoden

	Pearl-Index	Kultivieren des Körpers	Kultivieren der Sexualität	fordert Bewusstsein	Schutz vor Infektionen	Nebenwirkungen	Kosten pro Monat
Pille	0,5	+ + +	nein	+	nein	+ + +	8–15 DM/ 4–7,5 €
Spirale	1–3	+	nein	nein	nein	+ +	4 DM/ 2 €
Sterilisation bei der Frau	0,1	+ +	nein	nein	nein	+	300 DM/ 150 € einmalig
Sterilisation beim Mann	0,2	+ +	nein	nein	nein	selten	200 DM/ 100 € einmalig
Kondom	3–4	nein	+	+ +	+ +	nein	(8 DM/ 4 €)
Diaphragma	2–6	nein	+	+ +	gering	gering	(4–8 DM 2–4 €)
Nat. Verhüt. streng erweitert	1 3–5	nein	+ + +	+ + +	nein	nein	keine
kosmo-biol.	1 (?)	nein	+ + +	+ +	nein	nein	keine

Zur Metamorphosenreihe der Zeichnungen von Hans-Jörg Palm

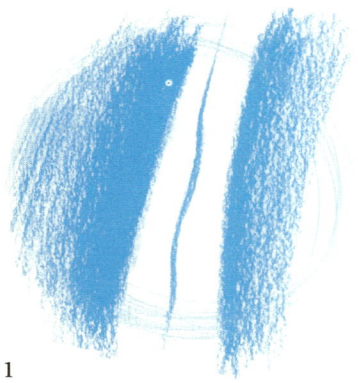 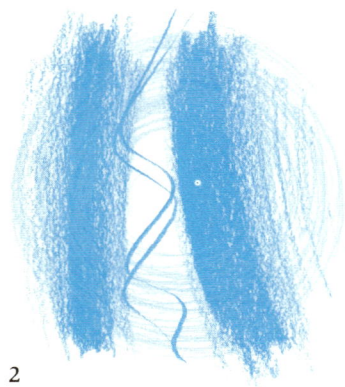

1   2

Wahrnehmung – Begegnung – Berührung – Vereinigung sind Stadien wachsender Intimität unter Partnern. Der letzte Schritt in dieser Entwicklung einer Beziehung ist nur auf
einer seelisch-geistigen Ebene erreichbar.

In allen Epochen zog sich die Sehnsucht nach dieser höchsten Liebeserfüllung, nach
dem Glück völliger Vereinigung wie ein roter Faden durch die Kunst. Sie findet sich in der
Liebesklage der um 600 v.Chr. geborenen antik-griechischen Dichterin Sappho von
Mytilene (siehe S. 18) ebenso wie in den Versen moderner Lyrik (siehe S. 10 und S. 67).

Hans-Jörg Palms Metamorphosenreihe möchte diesen Prozess einer aufkeimenden Lie-
besbeziehung als seelischen Vorgang darstellen. (1) Bei der ersten Begegnung zweier
Menschen zeigt sich zunächst Trennendes wie auch Verbindendes. (2) Zu-Neigung beginnt, ein Austausch, ein Geben und Nehmen. Das Verbindende wird stärker, zugleich
wird Trennendes überwunden. Gleichklang wird erreicht, man hat ‹dieselbe Wellenlän-
ge›. (3) Distanz wird überwunden, Berührung ist möglich. Das Wechselspiel zwischen
den Partnern wird zu einer gemeinsamen Bewegung, in der sich das Liebesverlangen in
höchster Euphorie aus dem engen Umkreis des eigenen Ego befreit und nach weiteren
Räumen, nach der Erfahrung des Ewigen im kurzen Moment der Liebeserfüllung sucht.
(4) Dabei findet eine Befruchtung statt, etwas Neues, Wesenhaftes entsteht. Dies muss
nicht nur auf körperlich-biologischer Ebene erfolgen, sondern auch im geistig-seelischen
Bereich. Novalis nennt dieses Wesen ‹Euphorion›, das aus einer höheren Begattung her-
vorgegangen, als Genius über die Liebe zweier Menschen wacht.

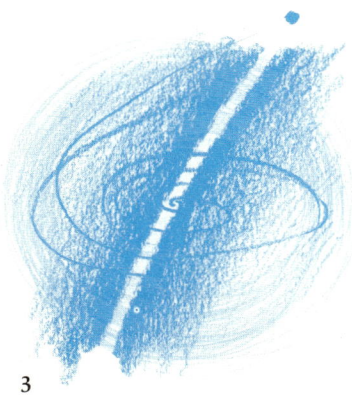

3

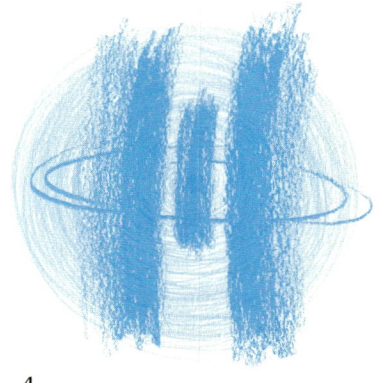

4

Der Künstler Hans-Jörg Palm

1959	geboren in Vaihingen/Enz
1982/83	Anthroposophisches Studien-seminar, Stuttgart
1983-85	Bildhauereistudium, Alanus Kunsthochschule, Bonn
1985-86	Aufbaustudium Bildhauerei, Emerson College, London
1987/88	Naturwissenschaftliches Studi-enjahr, Goetheanum, Dornach
1989-93	Projekt Landschaftsgestaltung, Goetheanum, Dornach

Seit 1994	frei schaffender Plastiker
Seit 1995	Zusammenarbeit mit K. Hansen (Unternehmens-beratung)
Seit 1996	Mitglied im BBK – Südba-den

Ausstellungen und Kunstobjekte in Deutschland, Frankreich, Schweiz, England und Japan

134

Adressen

Literatur

Bundeszentrale für
gesundheitliche Aufklärung
  Ostmerheimer Str. 200,
  51109 Köln
  Tel. (0221) 8992-0
Feministisches Frauen Gesundheits
Zentrum e.V.
  Bamberger Str. 51
  10777 Berlin
  Tel. (030) 213 95 97
  Fax (030) 214 19 27
PRO FAMILIA, Bundesverband
  Stresemannallee 3
  60596 Frankfurt
  Tel. (069) 639002
  (Niederlassungen, die Verhütungs-
  und Schwangerschaftsberatung
  durchführen, gibt es in allen größe-
  ren Städten)

Die Pille
Asbell, Bernhard: **Die Pille und wie sie**
  die Welt veränderte, München 1996
  Ein spannendes Buch über die Entste-
  hungsgeschichte der Pille und ihre Fol-
  gen für die Welt.
Staupe, Ursula und Lisa Vieth: **Die Pille.**
  Von der Lust und von der Liebe,
  Berlin 1996
  Geschichtliche, feministische und ge-
  sellschaftliche Aspekte der Pille aus
  35 Jahren ihrer Verbreitung.
Tauber, Hans-Dieter: **Pille ohne Risiko?**
  Alles über Empfängnisverhütung,
  Kreuzlingen 1996
  Alles über die Pille, andere Formen
  der hormonalen Verhütung und Alter-
  nativmethoden mit ausführlicher Dar-
  stellung von Anwendungsmöglichkei-
  ten und möglichen Komplikationen.

Natürliche Verhütung
Empfängnisregelung durch Selbstbeob-
achtung. Anleitung zur natürlichen
Familienplanung, hrsg. vom Verlag
Medical Tribune GmbH, Wiesbaden
Detaillierte Hinweise für die Anwen-
dung der symptothermalen Methode
in Posterform.
Rötzer, Josef: **Natürliche Empfängnisre-**
gelung. Der partnerschaft liche Weg.
Die symptothermale Methode. Frei-
burg ²⁴1998
Der ‹Klassiker› zum Thema Natürliche
Familienplanung, mit Hintergründen
und Tips für die alltägliche Anwen-
dung.
Sharam, Baginski: **Kosmobiologische**
Empfängnisregelung, 1997
Beschreibung der Methode nach Dr.
Jonas, mit Mondkalender.

Kindesankündigungen und
vorgeburtliches Dasein
Bauer, Dietrich, Max Hoffmeister, Hart-
mut Görg: **Gespräche mit**
Ungeborenen. Kinder kündigen
sich an, Stuttgart 1986
Erfahrungsberichte über Begegnungen
mit ungeborenen Kindern.
Steiner, Rudolf: **Wiederverkörperung**
und Karma und ihre Bedeutung für
die Kultur der Gegenwart (GA 135),
Dornach ⁴1989
Grundlegendes zum Reinkarnations-
gedanken aus anthroposophischer
Sicht.

Verbrugh, Hugo S.: **... wiederkommen.**
Erfahrung des Vorgeburtlichen und
der Reinkarnationsgedanke, Stuttgart
1982
Die Themen Reinkarnationsgedanke
und Kindeswahrnehmung werden in
einer Verbindung von sachlicher In-
formation und persönlicher Erfah-
rung behandelt.

Körperlichkeit, Geschlechtlichkeit und
Sexualität
van Doorn, Manfred: **Sexualität. Zwi-**
schen Geist und Sinnlichkeit, Stuttgart 1999
Aus der Sicht eines Psychotherapeu-
ten werden leibliche und geistige
Dimensionen der Sexualität aufein-
ander bezogen. Ein Buch, das die
Sensibilität für den Umgang mit dem
Partner, für seine sexuellen Wünsche
und Bedürfnisse fördert.
Northrup, Christine: **Frauenkörper,**
Frauenweisheit, München 1997
Ausführliche Betrachtung zum
bewussten Umgang mit der verborge-
nen Weisheit des weiblichen Körpers,
über Krankheiten und Heilung.
Suchantke, Andreas: **Sexualität, Indivi-**
dualität und Bewusstsein, in: Stefan
Leber, Wolfgang Schad, Andreas
Suchant-ke: Die Geschlechtlichkeit
des Menschen, Stuttgart ²1989
Menschenkundliche Aspekte der
Geschlechtlichkeit.

136

Manipulationen am Lebensbeginn

Maris, Bartholomeus (Hrsg.): **Die Schöpfung verbessern? Möglichkeiten und Abgründe der Gentechnik – ein Weg ohne Umkehr?**, Stuttgart 1997
Eine Auseinandersetzung mit den wichtigsten Aspekten der Gentechnik.

Petersen, Peter: **Schwangerschaftsabbruch und Individualität**, in: Individualität und Ethik, hrsg. von Paolo Bavastro, Stuttgart 1997
Tief gehende Betrachtungen zum Schwangerschaftsabbruch aus der Sicht eines erfahrenen Psychotherapeuten.

Silver, Lee M.: **Das geklonte Paradies. Künstliche Zeugung und Lebensdesign im neuen Jahrtausend**, München 1998
Eine Darstellung der möglichen Folgen der Reprogenetik.

Sonstiges

Leeuwen, Christa van und Bartholomeus Maris: **Schwangerschaftssprechstunde**, Stuttgart 1995
Ein umfassender Ratgeber mit allem, was eine werdende Mutter über Schwangerschaftsverlauf, Untersuchungsmethoden, Komplikationen und Krankheiten wissen muss.

Register

Bildnachweis

Bavaria Bildagentur (S. 38, 54, 56, 59); Mauritius Bildagentur (S. 14, 40, 63, 125);
Verlag Medical Tribune GmbH, Wiesbaden (S. 30); Wolpert&Strehle, Stuttgart (S. 43,
68, 87, 100, 103, 111); Zefa Bildagentur (S. 51)

Die Zeichnungen auf S. 20, 21, 24, 89, 95, 97, 104, 105, 106, 112, 118, 122, 140f.
stammen von Edgar Bayer, Stuttgart

Nachweis der Zitate

Else Lasker-Schüler, *Heimlich zur Nacht*, aus: Die Gedichte 1902–1943. © Suhrkamp
Verlag
Rose Ausländer, *Des Geliebten Nächte*, aus: Die Erde war ein atlasweißes Feld. Gedich-
te 1927–1956. © S.Fischer Verlag GmbH, Frankfurt am Main 1985

Zyklustage		1	2	3	4	5	6	7	8	9	10	11	12	13
Datum														
Temperatur: *nach mindestens sechs Stunden Schlaf vor dem Aufstehen gemessen* ○ *im Mund* ○ *in der Scheide* ○ *im Darm*	37,5°													
	37,0°													
	36,5°													
	36,0°													
Monatsblutung														
Schleim:	*Schleim spinnbar*													
	feucht, wenig Schleim													
	feucht													
	kein Schleim													
Besonderheiten *Eintragungsmöglichkeit für Mittelschmerz (M), Brustsymptom (B), Zwischenblutung (Z).*														

17	18	19	20	21	22	23	24	25	26	27	28	29	30	31	32	33	34	35	36	37	38	39	40

Verein für Anthroposophisches Heilwesen

«Da können sie nicht durch äußere Vorschriften wirken, da können sie nur wirken, wenn sie in die menschliche Sozietät hineinbringen ein Laienpublikum, das mit Menschenverständnis dem aufklärend für Prophylaxe wirkenden Ärzte gegenübersteht, wo immer ein lebendiges Zusammenwirken zur Erhaltung der Gesundheit zwischen dem Sachverständigen und dem menschenverständigen Laien eintreten kann.»

(R. Steiner, 7. April 1920)

Um dieser zeitnotwendigen Aufgabe gerecht zu werden, ist von Ärzten und Laien 1952 der Verein für ein erweitertes Heilwesen / heute: Verein für Anthroposophisches Heilwesen mit Sitz in Bad Liebenzell-Unterlengenhardt gegründet worden.

Vordringliches Vereinsziel ist die Bekanntmachung und Förderung einer Medizin und ihrer Menschenkunde, die den Menschen als eine Einheit von Körper, Seele und Geist versteht und sich diesen gleichermaßen zuwendet. Dieser geisteswissenschaftlich orientierten Medizin geht es nicht nur darum, die Kranken zu heilen, sondern vor allem auch darum, die Menschen gesund zu erhalten. Mit einer intensiven Öffentlichkeitsarbeit versucht der Verein, das Wissen dieser Richtung sowie ein ganzheitliches, spirituelles Verständnis des Menschen zu vermitteln.

So veranstalten wir Vorträge und Seminare zu den verschiedenen Lebensbereichen, um eine vorbeugende Gesundheitspflege zu fördern. Wir geben Orientierungsschriften heraus in der Reihe «Beiträge für eine bewusste Lebensführung in Gesundheit und Krankheit», die Lebensfragen von der Kindheit bis zum Alter für jedermann verständlich beantworten und praktische alltägliche Lebenshilfe bieten. Unser Anliegen ist es, initiativfreudige Mitglieder darin zu unterstützen, sich zu einer örtlichen Arbeitsgruppe zusammenzuschließen, die den jeweiligen Gegebenheiten ihres Ortes entsprechend Öffentlichkeitsarbeit leisten kann. Dem Verein sind inzwischen über 80 Arbeitsgruppen und Therapeutika angeschlossen sowie mehrere Schwesternvereine im Ausland. Die Unterstützung und Betreuung dieser Einrichtungen ist eine seiner wesentlichen Aufgaben. Ein weiteres Ziel besteht darin, im gesundheitspolitischen Bereich den notwendigen Freiraum für ein allgemeines freiheitliches Gesundheitswesen zu erhalten und zu vergrößern. Die in den 70er Jahren gesetzlich (SGB V) verankerten Rechte auf Selbstbestimmung des Patienten, Therapiefreiheit des Arztes, Vielfalt der Therapieeinrichtungen gilt es heute, gegen vielfache Angriffe von Seiten der rein naturwissenschaftlich orientierten Medizin zu verteidigen. Der Verein hat sich mit den Berufsverbänden für Heileurythmie, anthroposophische Kunsttherapie, rhythmische Massage nach Dr. Wegmann und der «Gesellschaft Anthroposophischer Ärzte in Deutschland» verbunden, um mit der «Aktion 98: Gesundheit! Ich wähle selbst» die Öffentlichkeit auf die zunehmenden Beschränkungen für die «Besonderen Therapierichtungen» aufmerksam zu machen, im politischen Bereich für den Erhalt der freiheitlichen Rechte zu kämpfen und an die Mithilfe des mündigen Bürgers zu appellieren. Ein drittes Ziel für das Heilwesen umfasst die Förderung und Unterstützung von anthroposophisch orientierten Initiativen im Gesundheitswesen wie Aus- und Fortbildung, Forschungs- und Ausbildungsstätten, Arbeitsgruppen, Therapeutika und Arztpraxen. Die Verwirklichung wird ermöglicht durch die finanzielle Mithilfe und Spendenfreudigkeit aller Mitglieder und Interessenten, die damit den Umfang der verschiedenen Fonds bestimmen. Rundbriefe, Mitgliederversammlungen und regelmäßige Aussendungen mit den neuesten Schriften halten Kontakt und Impulsierung zwischen den Mitgliedern und dem Verein lebendig.

Die Kraft des Vereins, sich für die Verwirklichung dieser Ziele einzusetzen, hängt von seiner Mitgliederzahl ab.

Alle diejenigen, die in einem freiheitlichen Gesundheitswesen und in der Unterstützung und Verbreitung der anthroposophischen Medizin ein wichtiges Anliegen sehen, möchten wir daher dazu aufrufen, dem Verein für Anthroposophisches Heilwesen beizutreten und damit seine Wirkensmöglichkeit zu verstärken!

Kontakt:
Verein für Anthroposophisches Heilwesen
Johannes-Kepler-Str. 56, 75378 Bad Liebenzell
Tel. 07052-2034, 2035, Fax: 07052-4107
E-Mail: verein@heilwesen.de

Internet: http://www.heilwesen.de

Christa van Leeuwen / Bartholomeus Maris

Schwangerschaftssprechstunde

Medizinische, seelische und geistige Aspekte
von Schwangerschaft und Geburt
400 Seiten, gebunden

Dieses Buch behandelt nicht nur umfassend alle Fragen, die mit Schwangerschaft, Untersuchungen, möglichen Störungen und Komplikationen und schließlich mit der Geburt zusammenhängen, sondern möchte auch eine Hilfe zur eigenen Urteilsbildung sein. So wird neben den körperlich-medizinischen Aspekten auch das Seelisch-Geistige im Menschen zur Anschauung gebracht.

Wolfgang Goebel / Michaela Glöckler

Kindersprechstunde

Ein medizinisch-pädagogischer Ratgeber
Erkrankungen – Bedingungen gesunder Entwicklung –
Erziehung als Therapie
13., völlig neu überarbeitete und erweiterte Auflage, 680 Seiten, gebunden
Zahn- und Gesundheitspass als Beilage

Dieser seit vielen Jahren bewährte Ratgeber ist ein Nachschlagewerk für Fragen in akuten Krankheitsfällen wie auch eine umfassende Informationsquelle über die Entwicklung des Kindes, seine Pflege und Erziehung. Ein Anhang enthält neben einem ausführlichen Register praktische Anleitungen zur häuslichen Krankenpflege und wichtige Bezugsadressen. Eine Notfallliste erleichtert das Ergreifen erster Hilfemaßnahmen bei akuter Gefahr.

Verlag Urachhaus